CT読影レポート、この画像どう書く?

解剖・所見の基礎知識と、よくみる疾患のレポート記載例

東京医療センター放射線科、
慶應義塾大学医学部放射線診断科
小黒草太 著

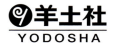

謹告

本書に記載されている診断法・治療法に関しては，発行時点における最新の情報に基づき，正確を期するよう，著者ならびに出版社はそれぞれ最善の努力を払っております．しかし，医学，医療の進歩により，記載された内容が正確かつ完全ではなくなる場合もございます．

したがって，実際の診断法・治療法で，熟知していない，あるいは汎用されていない新薬をはじめとする医薬品の使用，検査の実施および判読にあたっては，まず医薬品添付文書や機器および試薬の説明書で確認され，また診療技術に関しては十分考慮されたうえで，常に細心の注意を払われるようお願いいたします．

本書記載の診断法・治療法・医薬品・検査法・疾患への適応などが，その後の医学研究ならびに医療の進歩により本書発行後に変更された場合，その診断法・治療法・医薬品・検査法・疾患への適応などによる不測の事故に対して，著者ならびに出版社はその責を負いかねますのでご了承ください．

❖ **本書関連情報のメール通知サービスをご利用ください**

メール通知サービスにご登録いただいた方には，本書に関する下記情報をメールにてお知らせいたしますので，ご登録ください．

・本書発行後の更新情報や修正情報（正誤表情報）
・本書の改訂情報
・本書に関連した書籍やコンテンツ，セミナーなどに関する情報

※ご登録の際は，羊土社会員のログイン/新規登録が必要です

ご登録はこちらから

はじめに

研修医や学生の皆様へ

　国立病院機構東京医療センターは研修先として人気がある病院の一つで，研修医全員が放射線科をローテーションします．しかし研修医の先生方を見ていると，最初の数週間はどのようにレポートを書いてよいのかわからず，画像診断の楽しさを理解できないことも少なくないと感じます．研修医向けの解説本も多く発行されていますが，解剖に関しては細かすぎたり，疾患に関しては稀なものが多すぎたりで，初学者のニーズに合うような必要最低限の知識を網羅的に解説するものは少ないかもしれません．そこで，本書では読影に必要な最低限の解剖と頻度の高い疾患に絞って網羅的に記載しました．本文中に出てくる読影レポートの記載例はあくまで例なので実臨床では各施設のレポートの書き方のルールに従うようにお願いします．皆様に画像診断の楽しさが少しでも多く伝われば幸いです．

放射線科医の皆様へ

　研修医から何回も出てきた基本的な質問に答えるべく本書を作成しました．放射線科の先生方への質問が減って業務が少しでも楽になることを祈っています．本当かどうか怪しい記述があったりすると思いますが，すべては研修医の理解を助ける目的で記載しました．もし，内容に不備がありましたら，遠慮なくご意見をいただければと思います．

　本書を作成するにあたって，協力して頂いた国立病院機構東京医療センターの樋口順也医長を始めとする放射線科の先生方，百島祐貴先生，杉浦弘明先生，田村謙太郎先生，羊土社編集部の保坂早苗様，庄子美紀様に厚く御礼申し上げます．最後に惜しげもなく協力してくれた家族に感謝します．

　2019年11月

　　　　　　　　　　　　　　　　　　　　　　　　　　　　小黒草太

CT読影レポート、この画像どう書く？

解剖・所見の基礎知識と、よくみる疾患のレポート記載例　　**目次**

◆ **序** ———————————————— 3

1章　読影レポートを書く前の基礎知識

① CT装置と画素数の基礎知識 ················· 10

② CT画像の性質 ································· 12

③ スライスの厚さと部分容積効果
　（partial volume effect）··················· 17

④ 読影の順番 ·································· 18

⑤ レポートの読みやすさ ······················ 18
　■ レポート記載例：特に所見がない場合／所見がある場合

⑥ CT画像に表示されている文字 ············· 19

⑦ 造影剤 ······································ 20

2章　頭部

◆ **基礎知識** ———————————————— 22

① 解剖 ·· 22

② 頭蓋底 ······································ 27

③ 髄膜 ·· 27

④ 脳室 ·· 29

◆ **異常所見** ———————————————— 30

① 脳梗塞を疑う場合 ························· 30
　■ レポート記載例：超急性期脳梗塞（発症2時間後）／超急性期脳梗塞後の経過／心原性脳梗塞／ラクナ梗塞／アテローム血栓性脳梗塞／境界領域梗塞

② 脳出血を疑う場合 ························· 38
　■ レポート記載例：大脳鎌下ヘルニアとテント切痕ヘルニア／くも膜下出血発症直後／くも膜下出血4日後

③ 低酸素脳症 ································· 42
　■ レポート記載例：低酸素脳症

④ 頭部外傷骨折 ······························ 43
　■ レポート記載例：左頭頂骨骨折＋急性硬膜外血腫／脳挫傷の経過

⑤ 慢性硬膜下血腫 ···························· 46
　■ レポート記載例：慢性硬膜下血腫

⑥ 水頭症 ······································ 47
　■ レポート記載例：正常圧水頭症

⑦ 腫瘤性病変 ································· 50
　■ レポート記載例：多発転移性脳腫瘍／髄膜腫

⑧ 病的意義の乏しい所見 ······················ 51
　■ レポート記載例：病的意義の乏しい石灰化／くも膜嚢胞／透明中隔腔＋Verga腔

3章　胸部

1. 肺野

◆ **基礎知識** ———————————————— 54

① 胸部CT ····································· 54

②解剖 ··· 54

◆ 異常所見 ──────── 59
① すりガラス影またはすりガラス状濃度 60
② コンソリデーション ················· 60
- レポート記載例：肺炎球菌肺炎／特発性器質化肺炎
③ 結節影 ································· 64
- レポート記載例：すりガラス状結節（GGN）を示す上皮内腺癌／Part solid noduleを呈する肺癌
④ 孤立性病変 ························· 67
- レポート記載例：原発性肺癌
⑤ 多発小結節影 ····················· 71
- レポート記載例：急性過敏性肺臓炎／感染性細気管支炎／肺結核／非結核性抗酸菌症／多発肺転移／粟粒結核／肺クリプトコッカス症
⑥ 広義間質肥厚に伴う異常陰影 ······· 77
- レポート記載例：サルコイドーシス①／サルコイドーシス②／癌性リンパ管症／間質性肺水腫／肺胞性肺水腫
⑦ 網状影 ······························· 82
⑧ 牽引性気管支拡張 ················· 82
- レポート記載例：網状影＋牽引性気管支拡張を呈する間質性肺炎
⑨ 蜂巣肺 ······························· 84
- レポート記載例：蜂巣肺と慢性間質性肺炎
⑩ 気管支拡張 ························· 84
⑪ 粘液栓 ······························· 85
⑫ 索状影 ······························· 86
⑬ 荷重部高吸収域 ··················· 87
- レポート記載例：荷重部高吸収域
⑭ 胸水貯留＋受動無気肺 ············· 88
- レポート記載例：胸水貯留＋受動無気肺
⑮ 肺野低吸収域 ····················· 88
- レポート記載例：肺気腫とブラ／肺嚢胞
⑯ 空洞性病変 ························· 90
- レポート記載例：空洞を有する癌／空洞を有する多発肺転移／非結核性抗酸菌症による空洞形成＋菌球型アスペルギルス症
⑰ 急性，両側性，非区域性，すりガラス影 ··· 93
- レポート記載例：ニューモシスチス肺炎

2. 肺動静脈

◆ 基礎知識 ──────── 94
◆ 異常所見 ──────── 95
① 肺動脈拡張 ························· 95
- レポート記載例：肺動脈拡張
② 肺動脈内の造影不良域 ············· 95
- レポート記載例：肺動脈血栓塞栓症と深部静脈血栓症

4章　腹膜，肝胆膵脾

1. 腹膜腔と腹膜外腔
① 腹膜腔と腹膜外腔について ········· 98

2. 肝臓

◆ 基礎知識 ──────── 103
① 肝臓の解剖 ························· 103
② 肝区域 ····························· 103
③ 門脈の同定 ························· 105
④ 尾状葉 ····························· 107

◆ 異常所見 ──────── 108
① 肝内胆管拡張 ····················· 108
- レポート記載例：肝門部胆管癌
② Peri-portal collar ················· 109
- レポート記載例：うっ血肝
③ 胆道気腫と門脈内ガス ············· 110
④ 肝実質の濃度低下 ················· 111
- レポート記載例：脂肪肝
⑤ 肝腫大 ····························· 112
- レポート記載例：急性肝炎
⑥ 尾状葉と外側区域の腫大，肝縁の鈍化，肝表の凹凸 ························· 113
- レポート記載例：異常のない肝臓／慢性肝障害／肝硬変

⑦肝臓の腫瘤性病変 ……………………… 115
■ レポート記載例：肝嚢胞／海綿状血管腫／
肝細胞癌／高分化肝細胞癌／多発肝転移

3. 胆嚢と胆管

◆ 基礎知識 ─────────── 119
①解剖 ……………………………………… 119

◆ 異常所見 ─────────── 121
①胆嚢腫大 ………………………………… 121
②胆嚢内の結節性低吸収または高吸収… 121
③胆嚢内の結節性の造影増強効果 ……… 122
■ レポート記載例：胆嚢ポリープ
④胆嚢壁肥厚 ……………………………… 123
■ レポート記載例：早期胆嚢癌／胆嚢腺筋腫
症（底部型）／胆嚢炎
⑤総胆管拡張 ……………………………… 126
■ レポート記載例：遠位胆管癌による閉塞性
黄疸／総胆管結石による閉塞性黄疸／胆摘
後の胆道系拡張

4. 膵臓

◆ 基礎知識 ─────────── 129
①解剖 ……………………………………… 129
②膵臓の大きさ …………………………… 130
③主膵管の径 ……………………………… 130

◆ 異常所見 ─────────── 131
①主膵管拡張と途絶 ……………………… 131
■ レポート記載例：膵癌に伴う主膵管拡張
②膵腫大と周囲脂肪組織濃度上昇，
膵臓の造影不良域 …………………… 132
■ レポート記載例：間質性浮腫性膵炎／壊死
性膵炎／壊死性膵炎（発症から4週間以
降）
③びまん性の石灰化，膵管内の結石，主膵管
の不規則なびまん性の拡張 ………… 136
■ レポート記載例：慢性膵炎①／慢性膵炎②

5. 脾臓

◆ 基礎知識 ─────────── 138
①解剖 ……………………………………… 138

5章　泌尿生殖器

1. 副腎

◆ 基礎知識 ─────────── 141
①解剖 ……………………………………… 141

◆ 異常所見 ─────────── 141
①副腎の腫瘍性病変 ……………………… 141
■ レポート記載例：副腎腺腫
②副腎の腫大 ……………………………… 143
■ レポート記載例：副腎過形成

2. 腎

◆ 基礎知識 ─────────── 144
①解剖 ……………………………………… 144

◆ 異常所見 ─────────── 144
①腎の石灰化濃度 ………………………… 144
②腎腫瘤性病変 …………………………… 145
■ レポート記載例：出血性嚢胞（compli-
cated cyst）／腎細胞癌／腎血管筋脂肪腫
③腎実質の造影不良域 …………………… 148
■ レポート記載例：右腎盂腎炎／左腎梗塞
④腎実質萎縮と辺縁の変形 ……………… 149
■ レポート記載例：慢性腎盂腎炎あるいは陳
旧性腎梗塞
⑤腎盂拡張 ………………………………… 150
■ レポート記載例：腎外腎盂／傍腎盂嚢胞

3. 尿管

◆ 基礎知識 ─────────── 152
①解剖 ……………………………………… 152

◆ 異常所見 ─────────── 154
①尿管の途絶所見 ………………………… 154
■ レポート記載例：尿管結石／尿管癌

目次

4. 膀胱

◆ 基礎知識 ─────── 156
① 解剖 ‥‥‥‥‥‥‥‥‥‥‥ 156

◆ 異常所見 ─────── 157
① 膀胱壁から内腔に突出する壁肥厚 ‥‥ 157
- ■ レポート記載例：膀胱癌
② 膀胱壁のびまん性肥厚 ‥‥‥‥‥‥‥ 158
- ■ レポート記載例：慢性膀胱炎

5. 前立腺

◆ 基礎知識 ─────── 159
① 解剖 ‥‥‥‥‥‥‥‥‥‥‥ 159

◆ 異常所見 ─────── 159
① 前立腺の腫大 ‥‥‥‥‥‥‥‥‥ 159
- ■ レポート記載例：前立腺腫大と石灰化

6. 子宮，卵巣，腟

◆ 基礎知識 ─────── 161

◆ 異常所見 ─────── 162
① 子宮の腫瘤性病変 ‥‥‥‥‥‥‥ 162
- ■ レポート記載例：子宮筋腫①／子宮筋腫②
② 卵巣の囊胞性腫瘤 ‥‥‥‥‥‥‥ 163
- ■ レポート記載例：卵巣の機能性囊胞

6章　腸管

1. 上部消化管

◆ 基礎知識 ─────── 165
① 食道の解剖 ‥‥‥‥‥‥‥‥‥ 165
② 胃の解剖 ‥‥‥‥‥‥‥‥‥‥ 165
③ 十二指腸の解剖 ‥‥‥‥‥‥‥ 167

◆ 異常所見 ─────── 167
① 食道壁肥厚 ‥‥‥‥‥‥‥‥‥ 167
- ■ レポート記載例：食道癌
② 胃壁の肥厚 ‥‥‥‥‥‥‥‥‥ 168
- ■ レポート記載例：胃癌／胃潰瘍／急性胃アニサキス症
③ 十二指腸下行部内側の憩室 ‥‥‥ 171
- ■ レポート記載例：十二指腸の傍乳頭憩室

2. 下部消化管

◆ 基礎知識 ─────── 172
① 小腸の解剖 ‥‥‥‥‥‥‥‥‥ 172
② 大腸と直腸の解剖 ‥‥‥‥‥‥ 172
③ 下部消化管の読影 ‥‥‥‥‥‥ 172

◆ 異常所見 ─────── 174
① 小腸壁肥厚 ‥‥‥‥‥‥‥‥‥ 174
- ■ レポート記載例：小腸炎／小腸腫瘍（悪性リンパ腫）
② 大腸壁肥厚 ‥‥‥‥‥‥‥‥‥ 176
- ■ レポート記載例：大腸炎／大腸腫瘍
③ 小腸の拡張：腸閉塞とイレウス ‥‥‥ 178
- ■ レポート記載例：術後のバンド形成によるclosed loop obstruction／小腸捻転／外ヘルニア嵌頓（閉鎖孔ヘルニア嵌頓）／癒着性腸閉塞／食餌性腸閉塞／小腸腫瘍による腸閉塞
④ 大腸の拡張：腸閉塞とイレウス ‥‥‥ 190
- ■ レポート記載例：宿便性大腸閉塞／大腸癌による大腸閉塞／S状結腸軸捻転
⑤ 消化管周囲の遊離ガス，糞便：穿孔・穿通 ‥‥‥‥‥‥‥‥‥‥‥ 193
- ■ レポート記載例：胃潰瘍穿孔／十二指腸球部前壁穿孔／直腸穿通
⑥ 結腸壁の限局的な突出 ‥‥‥‥‥ 197
- ■ レポート記載例：結腸憩室／憩室炎
⑦ 虫垂 ‥‥‥‥‥‥‥‥‥‥‥ 199
- ■ レポート記載例：正常虫垂／虫垂炎

7章　血管，血腫

1. 血管

◆ 基礎知識 ──────────── 204
① 大動脈の解剖 ························· 204
② 腹部大動脈と主な分枝の解剖 ······· 205

◆ 異常所見 ──────────── 206
① 大動脈解離 ························· 206
　■ レポート記載例：偽腔閉鎖型大動脈解離／ULPを伴う偽腔閉鎖型大動脈解離／偽腔開存型大動脈解離／モーションアーチファクト／大動脈の動脈硬化性変化
② 大動脈瘤 ························· 212
　■ レポート記載例：胸部大動脈瘤／胸腹部大動脈瘤／腹部大動脈瘤
③ 大動脈瘤破裂（rupture） ············ 216
　■ レポート記載例：大動脈瘤破裂
④ 外傷性大動脈損傷 ················· 217
　■ レポート記載例：大動脈峡部損傷
⑤ 上腸間膜動脈の途絶 ··············· 217
　■ レポート記載例：上腸間膜動脈血栓塞栓症

2. 血腫

◆ 基礎知識 ──────────── 219
① 無構造な淡い高吸収域 ············· 219

◆ 異常所見 ──────────── 219
① 淡い高吸収腫瘤 ··················· 219
　■ レポート記載例：腹直筋鞘血腫
② 血腫内への造影剤の漏出 ··········· 220
　■ レポート記載例：仮性動脈瘤
③ 女性の急性腹痛と血性腹水貯留（妊娠反応陰性） ··············· 221
　■ レポート記載例：卵巣出血

8章　リンパ節

◆ 基礎知識 ──────────── 222
① リンパ節の構造 ··················· 222
② リンパ節の探し方 ················· 222

◆ 正常所見／異常所見 ──────── 223
① 腋窩リンパ節と鼠径リンパ節 ······· 223
② 鎖骨上(窩)リンパ節と鎖骨下リンパ節との違い ·········· 224
　■ レポート記載例：左鎖骨上窩リンパ節と左鎖骨下リンパ節転移
③ 胸骨傍リンパ節 ··················· 225
　■ レポート記載例：左胸骨傍リンパ節転移
④ 反回神経周囲リンパ節（No.106rec） 226
　■ レポート記載例：No.106recR転移
⑤ 小腸間膜内リンパ節 ··············· 227
　■ レポート記載例：小腸間膜内リンパ節腫大
⑥ 閉鎖リンパ節 ····················· 228
　■ レポート記載例：右閉鎖リンパ節転移

◆ 特別付録：放射線科で必ず行う静脈路確保の手順とコツ
～サーフローフラッシュ ──── 229

◆ 索引 ──────────── 235

CT読影レポート、
この画像どう書く？

解剖・所見の基礎知識と、
よくみる疾患のレポート記載例

1章 読影レポートを書く前の基礎知識

① CT装置と画素数の基礎知識

A) CTの種類

　　　国産CT初号機の完成は1975年である．X線管球が回転して1スライスを撮影すると患者を乗せた寝台が動き，別の高さのスライスを撮影するしくみ（コンベンショナルCT）で，1スライスの画像を撮影するのに約300秒かかっていた．1990年頃には，患者を乗せた寝台がゆっくりとガントリーの真ん中を通過しながら"らせん状"に情報を収集する"ヘリカルCT（helical CT）"が可能となり，検査時間が大幅に短縮された（図1-1）．その後，複数の検出器でX線を検出するmultidetector-row CT（MDCT）やmultislice CT（MSCT）などとよばれる方法が開発され，2000年には16列のMDCTが発売された．これにより頭尾側に長い距離を短時間で撮影し，さらに0.5mm程度までの薄いスライスを作成することが可能となった[1, 2]．一般的に**2mm以下のスライス厚**をthin sliceとよぶ．

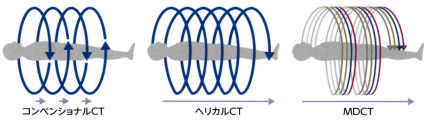

コンベンショナルCT　　　ヘリカルCT　　　MDCT

図1-1　CT撮影方法の変遷

B) CTの画素数

　　　平面の画像を構成する一つひとつの要素を「画素（ピクセル，pixel）」といい，立体で表現される場合は「ボクセル（voxel）」という（図1-2）．
　　　CTの画像は一般的には512×512ピクセルの画像で画素数は262,144（約26万）である．最近のスマートフォンで撮影された写真の画素数は800万から1,200万画素であるのに比して，CTの画像は画素数が少ない．高精細な画像を拡大すると被写体の細かい模様などが明らかになってくるのに対して，CTの画像を拡

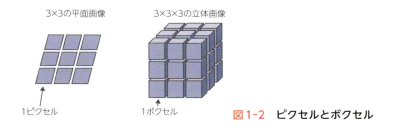

図1-2 ピクセルとボクセル

大しても詳細が明らかになるわけではなく，ただ大きく表示されるだけである（図1-3）.

　成人の身体の一般的な大きさは左右が30〜40cm程度であり，これを512ピクセルで割ると，CTの1ピクセルの大きさは0.5〜0.8mm程度となる．MDCTで撮影したCT画像では0.5mm厚のスライスを並べることで上下方向にも0.5mmの間隔でボクセルがならぶようになる．これによりX軸，Y軸，Z軸いずれの方向にも0.5mm程度の情報が並ぶ"isotropic voxel image"が得られる．Isotropic voxel imageの特徴は，矢状断，冠状断や斜断面（オブリーク）画像な

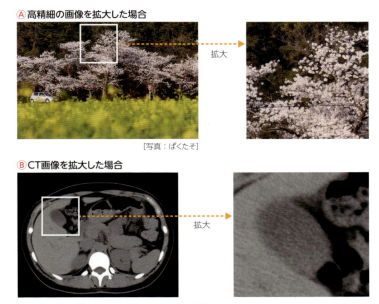

図1-3 画素数による画像の見え方の違い

どの多断面再構成（multiplanar reconstruction：MPR）画像（図1-4）を作成しても水平断像とほぼ同じような質の高い画像が得られることである．

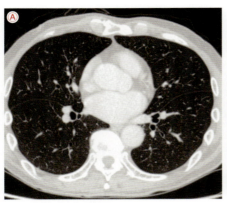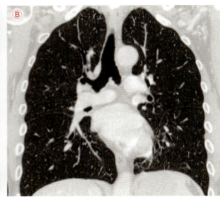

図1-4　MPR画像の例
Ⓐ：水平断像（1mm厚），Ⓑ：MPR冠状断像（1mm厚）．水平断像とMPR冠状断像は似たような画質に見える

② CT画像の性質

A）CT画像と通常の写真との違い

　CT値の単位はハウンズフィールドユニット（Hounsfield unit：HU）である．物体のX線吸収値によってCT値は異なり，空気が−1,000HU，水が0HUと定義されている[1]．

　各ピクセルはそれぞれCT値を有しており，観察したい臓器のCT値が区別できるようにウィンドウ幅（window width：WW）とウィンドウ値（window level：WL）を設定してグレースケールで表示したものがCT画像である．WLは中央値で，WWは真っ白から真っ黒までの幅であり，WW/WLの間でグレースケールになるように表示している（図1-5）．

　例えばWW400，WL50と設定するとCT値が250HU以上のものをすべて白く表示し，−150HU以下のものをすべて黒に，−150から250（幅は400）までをグレースケールで表示する．CT画像の利点は，見たいものに照準を合わせて表示させることが可能な点である．例えば肺野条件であれば肺野はグレーに表示され，その他の臓器は全体に白っぽく表示される．軟部条件では肝臓などの臓器がグレーに表示され，肺野は全体に真っ黒に表示される（図1-6）．一方，

通常の写真ではいくら画像を調整しても，完全に真っ黒な領域から別の構造が浮き上がってくることはない（図1-7）．

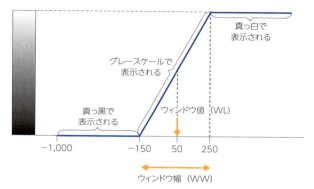

図1-5　ウィンドウ幅/ウィンドウ値（WW/WL 400/50の例）

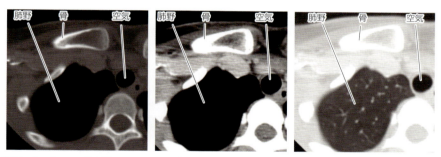

図1-6　ウィンドウ値とウィンドウ幅の設定による，画像の見え方の違い
左から骨条件，軟部条件，肺野条件

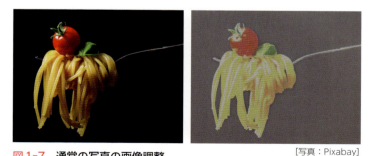

図1-7　通常の写真の画像調整
いくら画像を調整しても真っ黒の領域から別の構造が浮き上がってくることはない

［写真：Pixabay］

B) CT値と組織の関係

　特徴的な濃度を示す臓器は複数ある．例えば肺野は全体に約−900HU程度であり，骨や歯は少なくとも100HU以上で2,000HU程度まで示しうる．一方で，肝，膵，腎，脾などの充実臓器や筋肉はいずれも30〜60HU程度のいわゆる"軟部濃度"を呈する．濃度からはどの組織かは判断できないため，形態から判断することになる．

● 水濃度，便塊，脂肪濃度

　CTを読影する際に特異的な濃度を呈する物質をきちんと把握することが重要で，特に水，脂肪，血腫の濃度は特徴的である．

　水は0HUと定義されているが実際にはいろんな物質が溶解しているため，実際に撮影したCT画像で測定すると10HU程度を示す．無構造な10HU程度の領域を見たら水またはサラサラな液体を想定する（図1-8）．また，血液は通常，水よりもわずかに高い濃度を呈するが，貧血になると濃度が低下する．

　大腸内の便塊に関しては水分が抜けて便特有の所見を呈するので併せて理解しておく必要がある．腹腔内では，軟部濃度の内部に小さなガスが複数含まれる所見は基本的に**便塊または食物残渣**と判断して差し支えない（図1-9）．

　脂肪は−100HU程度を示し，読影の際に重要な手がかりとなる．皮下脂肪や腹腔内脂肪が表示されている濃度が脂肪濃度なので，これらを目安に，今見て

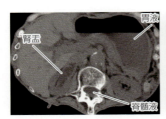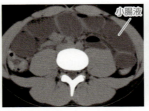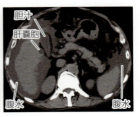

図1-8　水濃度（無構造な10HU程度の領域）を示すものの例

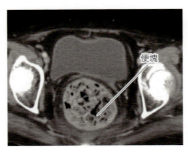

図1-9　便塊の所見

いる画像がどのようなWW/WLで表示されているかを意識しながら読影することは大切である（図1-10）．ROI（region of interest）を設定して内部のCT値を測定し−100から0HUを示す場合には脂肪濃度を含むと考えられる．また，病変内部に脂肪が含まれると鑑別診断が一気に絞られるため，重要である．

● 脂肪織濃度上昇（dirty fat sign）

　脂肪に炎症や浮腫性変化が加わると，均一に低吸収を示していた領域が網状，線状に濃度上昇して，脂肪織濃度上昇"dirty fat sign"を呈するようになる．この所見があると炎症または浮腫を想定して鑑別診断を絞っていく．画像診断をする際は，**dirty fat signの真ん中に炎症の原因があると疑う**．ちなみにdirty fat signは和製英語であり米国では"**fat stranding**"などとよばれる（図1-11）．図1-11Ⓐの急性膵炎の例では膵周囲に脂肪織濃度上昇がみられ，図1-11Ⓑの憩室炎の例では憩室周囲に脂肪織濃度上昇がみられる．

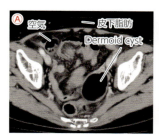 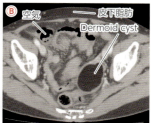

図1-10　脂肪の濃度（ⒶWW/WL：300/40，ⒷWW/WL：400/20）
Ⓐ：WW/WL：300/40では皮下脂肪織や左卵巣の脂肪を含むdermoid cystが真っ黒に描出されており，腸管内の空気と脂肪の区別は困難である．Ⓑ：WW/WL：400/20では皮下脂肪織やdermoid cystはグレーに描出されており，腸管内の空気と区別することが可能となる

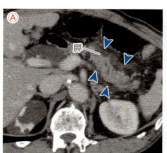 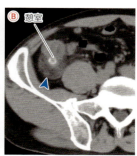

図1-11　Dirty fat sign（fat stranding）

● 血腫

　血腫は無構造な 40〜70HU 程度の濃度を示すことが多く，**筋肉よりやや高吸収**であると覚えるとよい（石灰化は境界明瞭で 100HU 以上を示すことが多い）．**図1-12 Ⓐ**の腹直筋鞘血腫の例では右腹直筋鞘内に血腫と思われる淡い高吸収域を認め，**図1-12 Ⓑ**の血性腹水貯留の例では腹腔内に血性腹水と思われる淡い高吸収な液体貯留を認める．ただし，**食物残渣**（**図1-13**），濃縮胆汁，造影剤の混ざった液体，壊死物質なども同じような濃度を呈することがある．

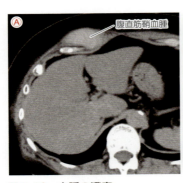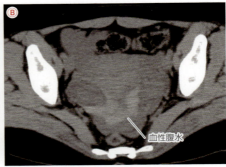

図1-12　血腫の濃度
Ⓐ：右腹直筋に無構造な淡い高吸収域を認め，血腫と考える．Ⓑ：骨盤内に腹水が貯留しているが一部が無構造に淡い高吸収を示しており，血性腹水と考える

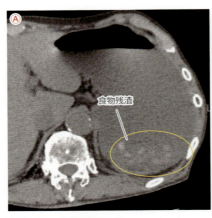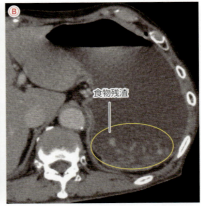

図1-13　食物残渣の例
Ⓐ：単純CT，Ⓑ：造影CT．ⒶⒷともに胃内に結節状の淡い高吸収域が複数みられるが，造影増強効果はなく，食物残渣の所見である

③ スライスの厚さと部分容積効果 (partial volume effect)

　日本ではMDCTが普及しており，一般的な施設のCTは5mm以上の厚いスライスと2mm以下の薄いスライスをモニター上で観察できることが多い．まずは厚いスライスで粗大病変がないかをチェックするが，基本的には薄いスライスで診断を行う方がより正確である．なぜならボクセル内のCT値は，そのボクセル（ピクセルの面積×スライスの厚さ）に含まれる組織の平均値であるためである[1]．厚いスライスでは，小さい構造が境界不明瞭かつ淡い濃度で描出されることがあり，これを**部分容積効果（partial volume effect）** とよぶ（図1-14，図1-15）．

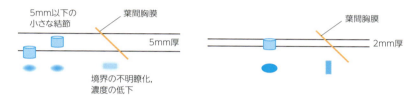

図1-14　部分容積効果（partial volume effect）
厚いスライスの画像では，小さな結節がスライスの一部に存在していると結節のCT値と周囲の肺野のCT値が一緒になって計算され，平均値が算出される．このため，境界が不明瞭となったり濃度が薄く描出されたりする．一方でthin sliceはこの影響が少ない

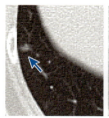 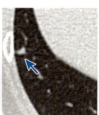 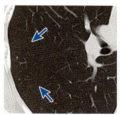 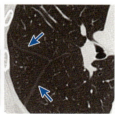

結節：5mm厚　　　結節：2mm厚　　　葉間胸膜：5mm厚　　葉間胸膜：2mm
境界が不明瞭　　　境界が明瞭　　　　不明瞭　　　　　　　比較的明瞭

図1-15　スライス厚による見え方の違い
小さな結節は厚いスライスでは境界が不明瞭だがthin sliceでは境界明瞭である．葉間胸膜も厚いスライスでは不明瞭だがthin sliceでは比較的明瞭である

17

④ 読影の順番

　臓器ごとに読影することで漏れのない系統的な読影が可能となる．臓器を見る順番は個人の好みによるが，一番興味があるところや最も重要な場所を最初に見てしまうとその他の細かな所見を見忘れてしまうことが多々あるため，周辺の構造から見はじめることをお勧めする．以下に筆者の読影の順番を例として紹介する．

A) 肺野の読影の順番

- 縦隔条件：脊柱管 → 乳腺 → 腋窩 → 胸骨傍リンパ節 → 甲状腺 → 鎖骨上窩リンパ節 → 背部皮下組織 → 心臓 → 胸膜と胸水 → 大動脈 → 縦隔リンパ節 → 肺門リンパ節 → 肺動脈
- 肺野条件：肺野前 1/3 の範囲 → 外側 1/3 の範囲 → 後 1/3 の範囲に分けて左右で観察．両側主気管支 → 右上葉気管支 → 中葉気管支 → 下葉気管支 → 左上葉舌区の気管支 → 下葉の気管支
- 骨条件：水平断像で骨を全体に観察 → 矢状断で胸骨と脊椎を観察

B) 腹部の読影の順番

- 軟部条件：肝臓 → 胆嚢 → 膵臓 → 副腎 → 腎臓 → 尿管 → 脾臓 → 下大静脈，腹部大動脈および傍大動脈リンパ節 → 膀胱，前立腺または腟/子宮/卵巣
- ややウィンドウ幅を広げて(400程度)：下部食道から胃，十二指腸 → 腸間膜 → 直腸 → S状結腸 → 下行結腸 → 横行結腸 → 上行結腸 → 虫垂
- 骨条件：水平断像で骨を全体に観察 → 矢状断で脊椎を観察

⑤ レポートの読みやすさ

　筆者がレポートを記載する際には，**忙しい外来で短時間に必要な情報が間違いなく得られるような簡潔でわかりやすいレポート**になるように気をつけている．肺，縦隔，肺，甲状腺，肺の順番で所見を記載すると，場所が行ったり来たりするので読む方が困惑する．診断に結びつく重要な所見に絞って最初に記載し，そのうえで2～3個までの鑑別診断を記載している．その後，重要でない所見を頭側から尾側に並ぶように書いている．こうすることで，読む側もストレスが少ない．また，レポートを読んだだけである程度画像所見が想定できるような簡潔な書き方ができればなおよい．最後にimpressionや結論などの欄があるので，必ず記載する．臨床医はまずこのまとめの部分を読んでから本文を読むことが

多く，まとめがないとレポート内容の把握に余計な時間がかかってしまう．以下にレポートの記載例を提示する．

レポート記載例　**特に所見がない場合**

所見
［胸部］
　両肺野に明らかな異常陰影を指摘できません．
　縦隔に有意なリンパ節腫大を認めません．
　胸水貯留なし．
［腹部骨盤部］
　肝内に明らかな占拠性病変を認めません．
　傍大動脈に有意なリンパ節腫大を認めません．
　腹水貯留なし．
Impression　明らかな異常所見を指摘できません．

レポート記載例　**所見がある場合**

前回2XXX年XX月XX日CTと比較しました．
所見
［胸部］
　両側上肺野優位に気管支透瞭像を伴うコンソリデーションが出現しており，胸膜下は保たれています．心拡大および両側胸水貯留も出現しています．肺水腫と考えます．
　縦隔に有意なリンパ節腫大を認めません．

　以下，前回と同様です．
　甲状腺左葉に6mm大の低吸収腫瘤あり，積極的に悪性を示唆する所見なし．
　右胸膜肥厚あり．
　肝嚢胞あり．
　腎嚢胞あり．
Impression　肺水腫．

---

⑥ CT画像に表示されている文字

　モニター上で表示されるCT画像の周りには，いろいろな数字や文字が表示されている．読影時に頭尾側方向のスライス位置の情報などが必要になった場合などに役立つ（**図1-16**）．スライスの頭尾側方向にページングすると一部の数

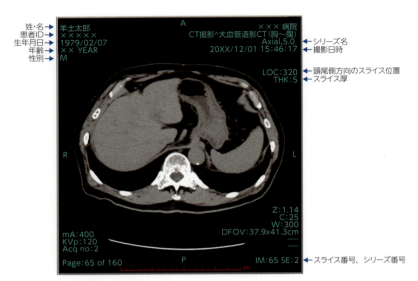

図1-16　CT画像に表示されている文字の意味

字が変化するので，その変化からどの数字がスライス位置を示すかを推測することができる．

⑦ 造影剤

　造影剤を使用する際に最も大事なのは，**アレルギーの有無の確認**である．ヨード造影剤に対するアレルギーがあるときは基本的に使用できないので，十分に注意する．

　通常の造影CTの撮影方法は施設によって異なるが，当院では**体重×2mL（最大100mL）を緩徐に注入後，100秒程度で撮影**している．

　外傷による出血，腸閉塞，消化管出血，肺動脈塞栓症，大動脈解離などの疾患を疑う場合にはダイナミックCTが推奨される．

　ダイナミックCTの撮影方法も施設の方針により異なり，対象疾患，患者の心拍出量などにより個別に決められるが，最も簡単なお勧めの覚え方は「**300mgI/mLのヨード造影剤を体重×2mL（最大100mL）の量で30秒で注入すると，ダイナミックCT用の造影剤注入となる**」である．造影剤注入開始から18〜22秒程度では動脈が濃染する**動脈相**，30〜60秒程度では腎皮質が濃染する**腎皮髄相（門脈相）**，80〜120秒では腎実質（皮質＋髄質）が濃染する**腎実質相（遅延相）**，180秒以降は腎杯や腎盂尿管が濃染する**排泄相**が撮影される[3]．ダイナ

ミックCT画像で，造影開始後どのタイミングで撮影された画像かを判断するのは腎臓が最もよい指標となる（図1-17）．

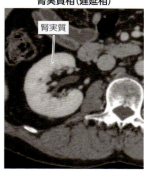
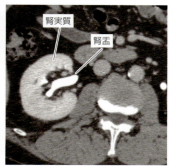

図1-17　ダイナミックCTでの腎臓の増強効果

1章の参考文献

1) 「CT自由自在」（辻岡勝美/著），メジカルビュー社，2001
2) 「MDCTの基本パワーテキスト」（陣崎雅弘/監訳，百島祐貴/訳），メディカル・サイエンス・インターナショナル，2010
3) 「CT造影理論」（市川智章/編），医学書院，2004

2章

頭部

基礎知識

　　頭部CTの読影はまず，解剖の把握が基本である．レポートを記載する際には病変の場所と所見を記載し，病名を記載する．当院ではWW/WLを120/35に設定しているが，モニターにより見え方が異なるため適宜WWを調節して読影している．

① 解剖

　　最初から細かい解剖を覚えようとするとたいへんなので，まずは前頭葉，頭頂葉，側頭葉，後頭葉の大脳葉をきちんと把握し，次に基底核の各部位を覚え，必要に応じて成書を参照すればよいだろう．本章ではCTを読影する際に頻繁に使用する用語に絞って解説する．

　　前頭葉の前方の先端を**前頭極**（frontal pole），下面を**前頭葉底部**（frontal base）とよぶ．後頭葉の後方の先端を**後頭極**（occipital pole），側頭葉の前方の先端を**側頭極**（temporal pole）とよぶ（図2-1）[1]．各部分の名称は図2-1, 2-2, 2-3を参照．

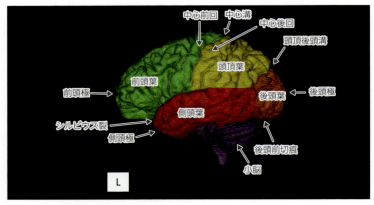

図2-1　脳実質を外側から観察した図

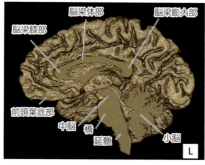

図 2-2 脳実質を正中で割って，内側から観察した図

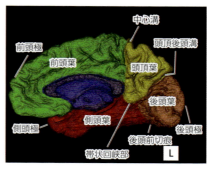

図 2-3 脳実質を正中で割って，脳幹と小脳をとり除き，内側から観察した図

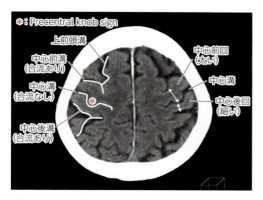

図 2-4 中心溝の同定に関して

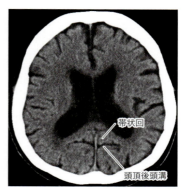

図 2-5 頭頂後頭溝（高齢者で通常より目立つ）

A）中心溝と頭頂後頭溝

前頭葉と頭頂葉の境界は**中心溝**であり，中心溝の前方に**中心前回**，後方に**中心後回**が存在する．

中心溝は読影するうえで重要であり，きちんと同定する必要がある．①中心溝の前方にある中心前回は，中心溝の後ろにある中心後回よりも幅が太い．②上前頭溝は中心前溝と合流する．③中心前回の前にある中心前溝および中心後回の後ろにある中心後溝は，他の溝と合流するので枝分かれして見える．一方で，中心溝は前後の脳溝と合流しないため枝分かれしない．④中心前回は，一部が後方へ突出するような形態を呈する．これを **precentral knob sign** や**逆Ωサイン**などとよぶ（図2-4）[1]．

頭頂葉と後頭葉の境界は**頭頂後頭溝**である（図2-5）．頭頂後頭溝は大脳内側

面では最も大きい脳溝の一つで，脳梁の背側にある帯状回の背側にある．

　頭頂葉と側頭葉の境界は明瞭な構造がなく，シルビウス裂後端と後頭極を結んだ線である．後頭葉と側頭葉の境界は後頭前切痕と帯状回峡部を結んだ線である．いずれの境界もCTの水平断像では同定困難なことがある．頭部CTの読影に必要な各部位の名称を図2-6に示す．

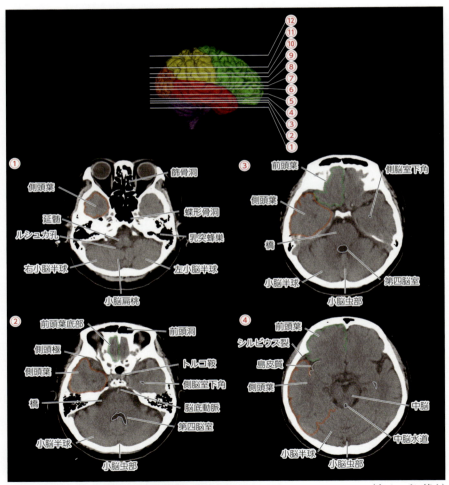

図2-6　頭部CTの読影に必要な各部の名称　　　　　　　　　　（次ページに続く）

(図2-6続き)

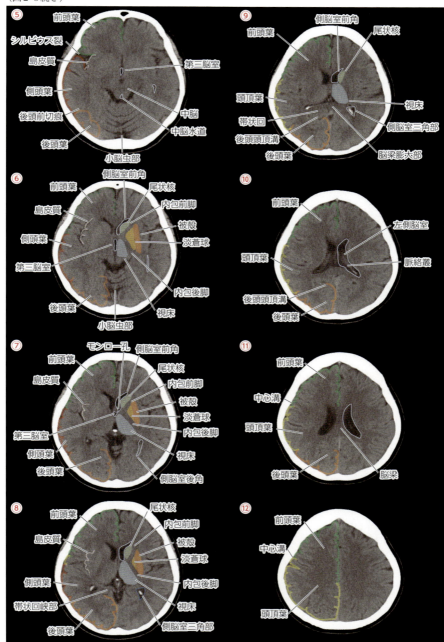

B) 半卵円中心

　脳梁よりも上方の大脳半球の水平断面では，白質が卵を半分に切ったように見えるので**半卵円中心**とよばれる（図2-7）[1]．半卵円中心には放線冠やその他の神経線維束が混在しているが，CTでこれらを明瞭に識別するのは困難である．便利な言葉であり他病院のレポートで見かけることも多いので解説したが，筆者は半卵円中心ではなく**前頭葉皮質下から深部白質**などとレポートに記載している．

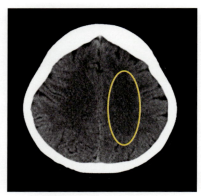

図2-7　半卵円中心

C) 皮髄境界

　正常な大脳皮質は軽度高吸収域を示し，大脳白質は軽度低吸収域を示す．この濃度の違いを皮髄境界のコントラストとよぶ（図2-8）．

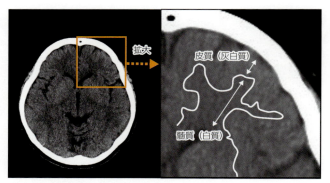

図2-8　皮髄境界

② 頭蓋底

内頭蓋底では，**前頭蓋窩，中頭蓋窩，後頭蓋窩，トルコ鞍**が重要である（図2-9）．

頭蓋冠は前頭骨，側頭骨，頭頂骨，蝶形骨などから構成され，それぞれ縫合で結合している（図2-10）．頭蓋骨は縫合において，互いに鋸の歯のようになっていて組合わさっている[2]．

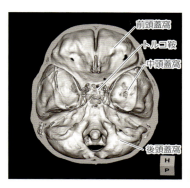

図 2-9　内頭蓋底

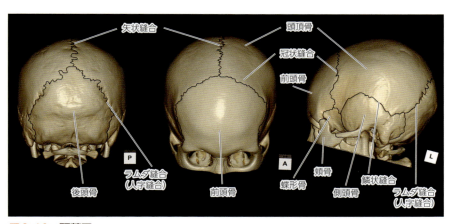

図 2-10　頭蓋冠

③ 髄膜

髄膜は頭蓋骨と脳実質の間にある膜の総称で，**髄膜は外から硬膜（髄膜外層，髄膜内層），くも膜，軟膜の 3 層からなる**（図2-11）．

硬膜は頭蓋骨の内面で骨膜の役割を果たす．硬膜は2層あり，大部分は癒着して1枚となっているが，上矢状静脈洞や横静脈洞などでは内層と外層に分かれて内腔を形成し，静脈血が流れる．また，左右の内層が合わさって大脳鎌，小脳テントを形成する．

　くも膜は硬膜の下層にある薄い膜である．軟膜は脳表に沿って広がる薄い膜で，くも膜と軟膜の間がくも膜下腔である[1]．

　両側大脳の間で正中に大脳鎌，小脳と大脳の境界には小脳テントが存在する（図2-12）．大脳鎌はCTの水平断像と直行するため薄い板状の構造として描出されるが，小脳テントはCTの水平断像に対して斜めに走行しており，partial

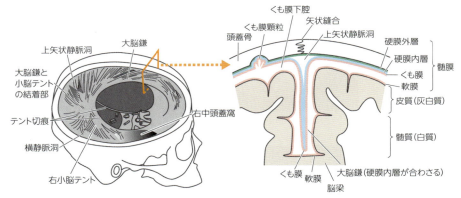

図2-11　脳硬膜と髄膜（頭蓋頂の右半分を除く）
文献2を参考に作成

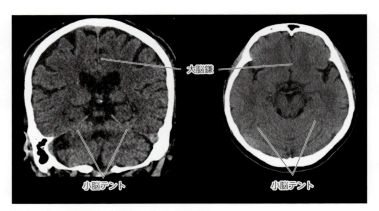

図2-12　大脳鎌と小脳テントのCT所見

volume effectの影響で観察が難しいことも多い．よって小脳テントは必要に応じてthin sliceで観察するとよい．

　静脈洞には，上矢状静脈洞，横静脈洞，S状静脈洞，海綿静脈洞などがある（図2-13）[1]．ヘマトクリット高値の場合，静脈洞内がやや高吸収に見えることがあるが，血腫と勘違いしないように注意すること（図2-13 ⓒ）．

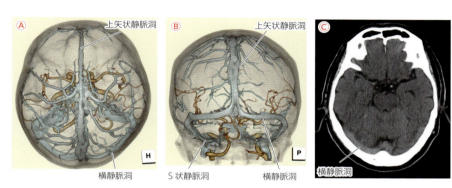

図2-13　静脈洞の3D再構成画像（Ⓐ，Ⓑ）と正常な横静脈洞のCT所見（ⓒ）

④ 脳室

　脳室は左右の側脳室からモンロー孔を通り第三脳室，中脳水道を通り第四脳室，ルシュカ孔やマジャンディ孔を通り大脳や脊髄の周囲のくも膜下腔へと連続する（図2-14）．脳脊髄液は両側側脳室内の脈絡叢で産生され，くも膜顆粒

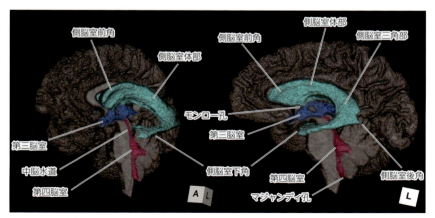

図2-14　脳室

で吸収される[2]．脳脊髄液が脳や脊髄実質の毛細血管やリンパ管からも吸収されるとの報告もある[3, 4]．

異常所見

頭部CTは疾患別にレポート記載法が異なるため，疾患別に解説する．

① 脳梗塞を疑う場合

急性期脳梗塞をどのモダリティーで診断するかは，各施設の事情により異なる．MRIがいつでも撮像可能な施設ではMRIが第一選択となるが，そうではない施設も多い．当院ではまずCTを撮影したうえで，必要に応じてMRIを撮像している．本書ではCTの読影に絞って解説する．

脳梗塞の主要な病態として，心原性脳塞栓症，ラクナ梗塞，アテローム血栓性脳梗塞などがあげられる[5]．

A) 心原性脳塞栓症

心原性脳塞栓症は心臓内に形成された血栓，または心臓を通過した血栓塞栓性機序により脳動脈を閉塞させた状態で，通常は広範囲な脳梗塞を引き起こす．**心原性脳塞栓症を疑った場合には，血管の支配領域を意識してレポートを記載するとよい**（図2-15）．

心原性脳塞栓症の好発部位は中大脳動脈（middle cerebral artery：MCA）領域で，**突然の片麻痺で発症**する．動脈閉塞の原因となった塞栓子の凝血塊が高吸収にみられることがあり，hyperdense signとよばれる（図2-16Ⓐ）．ただし，ヘマトクリット高値の場合，血管内がやや高吸収に見えることがあるので注意を要する．また，超急性期脳梗塞のCTでは，発症後1〜2時間で**レンズ核の輪郭不明瞭化**（図2-16Ⓑ-①），発症後2〜3時間で**島皮質の不明瞭化**や**皮髄境界の不明瞭化**（図2-16Ⓑ-②，③），発症後3時間で**脳溝の消失**などの**early CT sign**が観察される．

超急性期脳梗塞と診断された場合には，血栓溶解療法（4.5時間以内）や血栓回収術（8時間以内）が検討される．また，脳梗塞が起こった部位に血流が再開通すると，出血性梗塞のリスクがある（33頁，発症2日後のレポート記載例参照）．

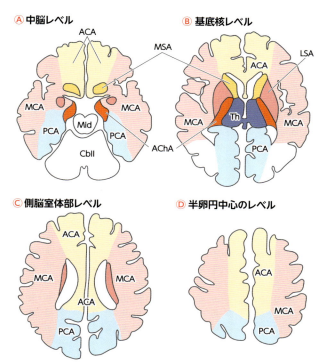

図2-15 血管の支配領域（横断）

ACA：anterior cerebral artery（前大脳動脈），AChA：anterior choroidal arteries（前脈絡叢動脈），Cbll：cerebellum（小脳），LSA：lateral striate arteries（外側線条体動脈），MCA：middle cerebral artery（中大脳動脈），Mid：midbrain（中脳），MSA：medial striate arteries（内側線条体動脈），PCA：posterior cerebral artery（後大脳動脈），Th：thalamus（視床）．文献1より転載

memo　皮質脊髄路である中心前回（運動野），放線冠，内包後脚の梗塞は臨床上特に重要である．
中心前回：MCA領域の支配領域
放線冠：MCAからの穿通枝である外側線条体動脈の支配領域
内包後脚：AchAの支配領域

Ⓐ 左中大脳動脈の高吸収化（hyperdense sign）

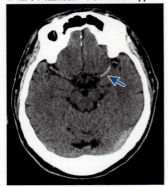

Ⓑ-① レンズ核（被殻＋淡蒼球）の輪郭不明瞭化

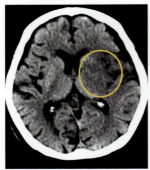

Ⓑ-② 島皮質の不明瞭化

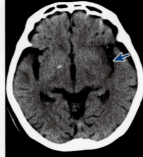

Ⓑ-③ 皮髄境界不明瞭化

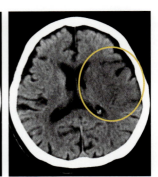

図2-16　Early CT sign（単純CT）

● 超急性期脳梗塞

> **レポート記載例**　超急性期脳梗塞（発症2時間後）

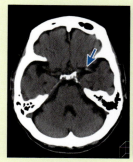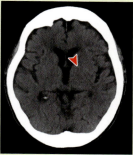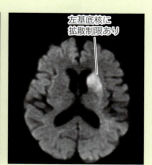

発症2時間後（単純CT）　　　　　　　　　　　　CT撮影直後のMRI（拡散強調画像）

80歳台女性，心房細動にてワルファリン内服中．右片麻痺出現．

所見　発症2時間後CTにおいて左中大脳動脈が対側に比して淡い高吸収を呈しており（→），左レンズ核の不明瞭化が疑われます（▶）．超急性期脳梗塞を疑います．

Impression　左中大脳動脈領域の超急性期脳梗塞疑い．
（その後のMRIで左中大脳動脈領域の超急性期脳梗塞と診断され，tPA投与の適応となった）

> **レポート記載例**　超急性期脳梗塞後の経過

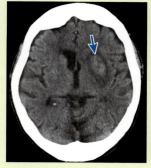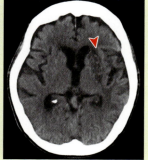

発症2日後（単純CT）　　　発症30日後（単純CT）

所見【発症2日後】（左図．上図と同一症例）発症後2日後CTにおいて左基底核に淡い高吸収域が出現しており，出血性梗塞と考えます（→）．その他の左中大脳動脈領域に明らかな異常所見を認めません．

> Impression　左中大脳動脈領域の超急性期脳梗塞に対してtPA投与後に左基底核に出血が出現．
> 所見　【発症30日後】（右図．同一症例）前回発症2日後のCTにおいて左基底核にみられた出血性梗塞は低吸収化し萎縮を呈しています（▶）．出血性梗塞後の変化として矛盾しません．
> Impression　左基底核出血性梗塞後．

● 発症後しばらく時間が経過してから発見された心原性脳塞栓症

　脳梗塞後，発症2日目から脳実質が腫脹し低吸収化する．その後，1〜3週間程度は濃度が上昇して，周囲の脳実質と区別がつきにくくなり，**fogging effect**とよばれる．3週間以降，低吸収域が再度明瞭化してくるので，これを慢性期以降の梗塞と扱う．梗塞巣では皮質が菲薄化し，髄質も低吸収化して，全体的に萎縮を呈する（レポート記載例参照）[6]．

レポート記載例　心原性脳梗塞

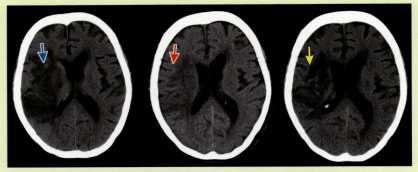

発症2日後単純CT　　発症10日後単純CT　　発症30日後単純CT

60歳台男性，2日前からの左片麻痺．

> 所見
> 発症2日後の頭部単純CTレポート記載例：右中大脳動脈領域に低吸収と腫脹を認め（→），急性期脳梗塞として矛盾しません．
> 発症10日後の頭部単純CTレポート記載例：右中大脳動脈領域に指摘されていた低吸収域は全体にやや不明瞭化しており（→），脳梗塞のfogging effectを呈する時期と考えます．
> 発症30日後の頭部単純CTレポート記載例：右中大脳動脈領域に指摘されていた低吸収域は，萎縮をきたしています（→）．脳梗塞後の経過として矛盾しません．

心原性梗塞における発症後の時期と画像所見を**表2-1**にまとめる[5]．

表2-1　心原性脳梗塞における発症からの時期と画像所見

発症後	発症からの時期	画像所見	起こりうる所見
数時間以内	超急性期	Early CT signまたは異常なし	
数時間〜1週間	急性期	低吸収＋腫脹	出血性梗塞
1〜3週間	亜急性期	低吸収〜等吸収	Fogging effect，出血性梗塞
3週間以降	慢性期	低吸収＋萎縮	

B）ラクナ梗塞

　ラクナ梗塞は主として高血圧により穿通枝などの小さな血管に閉塞をきたす病態で，通常は15mm以下の小梗塞を起こす．

　大脳白質に境界不明瞭な低吸収域を観察した場合に，ラクナ梗塞や慢性虚血性変化が鑑別にあがる．厳密には慢性虚血性変化と陳旧性ラクナ梗塞をCT画像で鑑別するのは困難である．施設ごとにレポートの表現方法は異なるが，筆者は「慢性虚血性変化または陳旧性ラクナ梗塞」などと記載している（レポート記載例参照）．

　基底核にも小さな低吸収域を認めることが多いが，血管周囲腔の拡大，陳旧性の梗塞，陳旧性の出血などが混在していることが多い．血管周囲腔は，通常2〜3mm以下の境界明瞭な低吸収であり，被殻の尾側1/3に分布することが多い[6]．

レポート記載例　ラクナ梗塞

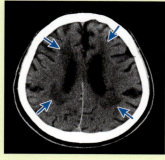
単純CT

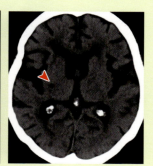
単純CT

70歳台男性，ふらつき．

所見 両側大脳皮質下白質に小さく淡い低吸収域が散在しており（→），慢性虚血性変化または陳旧性ラクナ梗塞を疑います．
右基底核に小さな低吸収域を少数認め，陳旧性ラクナ梗塞を疑います（▶）．

Impression
・大脳白質の慢性虚血性変化または陳旧性ラクナ梗塞疑い
・右基底核の陳旧性ラクナ梗塞の疑い

C) アテローム血栓性脳梗塞

動脈硬化（アテローム硬化）により，微小な血栓が形成されて末梢側の血管が詰まったり，頸動脈や頭蓋内の比較的太い動脈（いわゆる主幹動脈）が狭窄したりする．さまざまなパターンがあるが，**狭窄した動脈の支配領域末梢の複数の小さな脳梗塞**や**境界領域梗塞**（または分水嶺領域梗塞）をきたすことが多い．

レポート記載例　アテローム血栓性脳梗塞

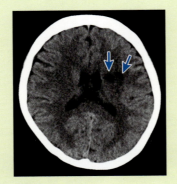

単純CT

60歳台女性，歩行困難と脱力．
所見 左前頭葉白質に小さな低吸収域が複数みられ（→），脳梗塞と考えます．
Impression アテローム血栓性脳梗塞疑い．

memo 同症例の参考画像

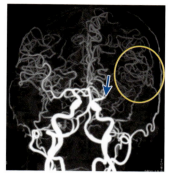

図2-17 Dynamic CTで作成した脳血管の再構成画像（＝CT angiography）

左中大脳動脈起始部に高度狭窄を認めた（図2-17：→）．しかしながら，中大脳動脈末梢側は側副路の発達により造影されている（図2-17：◯）．左中大脳動脈が緩徐に狭窄してきたため側副路が発達したと考えられ，アテローム血栓性脳梗塞の所見として典型的である．

D) 境界領域梗塞

境界領域とは，「前大脳動脈と中大脳動脈」「中大脳動脈と後大脳動脈」などといった血管の支配領域の境目の部分を指す．アテローム血栓により動脈狭窄をきたし末梢血流が低下すると，支配領域の境界で虚血が起こる．

レポート記載例　境界領域梗塞

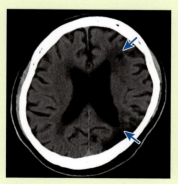

単純CT

60歳台男性，失語症.

所見 左前大脳動脈と中大脳動脈の境界領域，左中大脳動脈と後大脳動脈の境界領域に楔状の低吸収域を認め（ → ），境界領域梗塞と考えます.

Impression 左大脳半球の境界領域梗塞.

② 脳出血を疑う場合

　　脳出血は**大脳皮質下白質，被殻，視床，橋が好発**である．1章で述べた通りCTでは血腫が淡い高吸収域を呈するが，頭部CTはウィンドウ幅を非常に狭く設定しており，血腫は体幹部のCTとくらべてかなり白く見える．また，脳出血では**病変が周囲の正常構造を圧排し偏位させる"mass effect"によりさまざまな症状を呈しうる**[7]．Mass effectにより正中構造が対側へ偏位する**"midline shift"**が観察される[6]．また，血腫によって圧排された脳実質は変形して，血腫周囲には**"浮腫性変化"**を伴う．浮腫性変化は水っぽくなるので脳実質よりも低吸収を示すと覚える．血腫が大きいと，しばしば脳室の壁を破って，脳室内へ血腫が入り込む**"脳室穿破"**を呈する．発症後，脳出血は徐々に低吸収化してmass effectが改善していく．発症時期と血腫の濃度を**表2-2**に示す[8]．

表2-2　脳出血の発症からの時期と血腫の濃度

発症後	発症からの時期	血腫の濃度
24時間以内	超急性期	高吸収
1〜3日	急性期	高吸収
3〜7日	亜急性期	等吸収
7〜14日	亜急性期	低吸収
14日以降	慢性	低吸収

文献8より作成

A) 脳ヘルニア

　　脳出血や脳腫瘍などにより脳実質が圧排されて大脳鎌の下端の自由縁を乗り越えると**"大脳鎌下ヘルニア"**とよばれる．小脳テントを乗り越えると**"テント切痕ヘルニア"**とよばれ，脳幹が高度に圧迫されると呼吸機能が停止したり，脳底動脈が圧迫により通過障害が引き起こされ脳底動脈系の梗塞が引き起こされたりする（レポート記載例参照）．CT画像上は，脳皮質がせり出すことで脳幹周囲のくも膜下腔が不明瞭化する．

| レポート記載例 | 大脳鎌下ヘルニアとテント切痕ヘルニア |

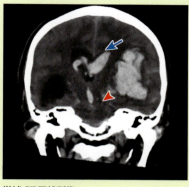
単純CT冠状断像

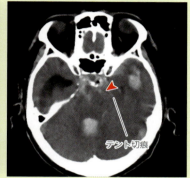
単純CT水平断像

70歳台女性,意識障害.

所見 左基底核に8cm大の高吸収域を認め,脳出血と考えます.くも膜下腔および脳室にも血腫が広がっています.左基底核の血腫周囲には浮腫性変化と思われる低吸収域を伴い,mass effectを有しています.正中線は右へ偏位(mid line shift)(→)しており,左テント切痕ヘルニア(▶)もみられ,脳幹を圧排しています.

Impression 左基底核出血による大脳鎌下ヘルニア(→)および小脳テントヘルニア.

B) くも膜下出血

くも膜下腔に出血すると高吸収域として描出される.くも膜下出血の原因は脳動脈瘤破裂が多く,頻度の高い場所をしっかりと覚えておくことが大事である(各動脈のCT上の位置と周囲に存在するくも膜下腔の名称は図2-18参照).

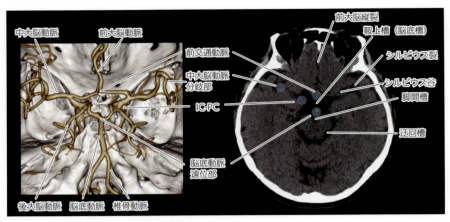

図 2-18　脳動脈の 3D 再構成画像と単純 CT の比較
右の画像の ● は各動脈の CT 上の位置．IC-PC：内頸動脈後交通動脈分岐部

　くも膜下出血を認めた場合には，緊急でダイナミック CT から脳血管の再構成画像を作成する CT アンギオグラフィーを行うことが多い．これにより脳血管の動脈瘤を同定し，カテーテル治療または開頭クリッピング術が選択される．その後の経過で，脳脊髄液の灌流が障害されて水頭症をきたすことも多い．

レポート記載例　くも膜下出血発症直後

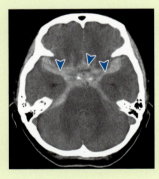

発症 2 時間後単純 CT

70 歳台女性，突然の頭痛．

所見　鞍上槽から両側シルビウス裂にかけて高吸収域を認め（▶），くも膜下出血と考えます．

Impression　くも膜下出血．

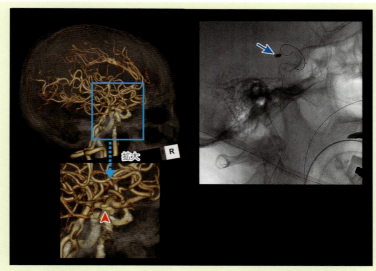

CTアンギオグラフィー　　　　　　　カテーテルによる動脈瘤塞栓術

同日撮影されたCTアンギオグラフィーで右内頚動脈後交通動脈分岐部に3mm大の動脈瘤（▶）を認めたため，右内頚動脈後交通動脈分岐部の動脈瘤に対してカテーテルによる動脈瘤塞栓術を行った（➡）．

レポート記載例　くも膜下出血4日後

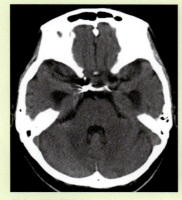
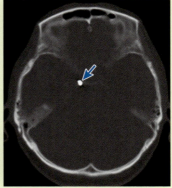

発症4日後単純CT　　　　　　　　発症4日後単純CT（骨条件）

前頁と同一症例．

> **所見** 単純CT（骨条件）にて右内頚動脈後交通動脈分岐部に円形の金属濃度を認め（→），コイル塞栓後の所見です．新たな脳梗塞の所見は明らかではありません．
> **Impression** くも膜下出血，脳動脈瘤コイル塞栓後．
> 〔通常のWW/WL（左の画像）では金属コイルはアーチファクトを呈しており評価困難だが，WW/WLを骨条件に調整することで金属濃度をきちんと評価することが可能となる〕

③ 低酸素脳症

　　初学者は皮髄境界の不明瞭を判断するのは難しい．検査目的やカルテから低酸素脳症を思わせる内容を読みとれることが多く，「皮髄境界不明瞭がありそうだな」と積極的に疑いながら読影すると間違いを減らせる（図2-19）．

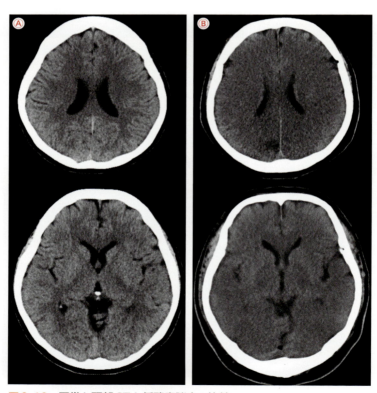

図2-19　正常な頭部CTと低酸素脳症の比較
Ⓐ：正常な単純CT，Ⓑ：皮髄境界不明瞭の単純CT

レポート記載例　低酸素脳症

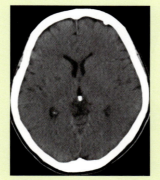

単純CT

70歳台男性，屋外で心肺停止状態で発見された．

所見 脳実質は全体に皮髄境界が不明瞭化しており，低酸素脳症を疑います．

Impression 低酸素脳症疑い．

④ 頭部外傷骨折

A）頭蓋骨骨折＋急性硬膜外血腫

　　頭蓋骨骨折は縫合線との区別が難しいことがあるが，3D再構成画像で観察すると区別しやすい．縫合線はやや不明瞭でノコギリ状の形態を示すのに対して，**骨折線は外板から内板にかけて比較的直線的な線状の透瞭像を示す**．頭蓋骨の骨折で，骨折線が硬膜上の硬膜動脈や静脈洞などを損傷すると硬膜外血腫が発生する．硬膜外血腫は骨と硬膜の間に血腫が貯留した状態であり，形態は両凸レンズ型で，血腫が縫合線を超えることはほとんどない．

| レポート記載例 | 左頭頂骨骨折＋急性硬膜外血腫 |

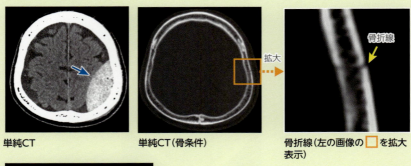

単純CT　　　　単純CT（骨条件）　　　　骨折線（左の画像の□を拡大表示）

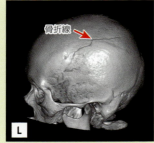

3D再構成画像

70歳台女性，転倒．

所見　頭頂骨に斜めに走行する線状の透瞭像を認め（⇨），骨折と考えます．付近の左頭頂部硬膜外腔と思われる部位にレンズ状の高吸収域を認め（➡），急性硬膜外血腫と考えます．

Impression　左頭頂骨骨折＋急性硬膜外血腫．
［骨の3D再構成画像において縫合線とは異なる直線状の骨折線が観察される（➡）］

memo **骨折と間違えやすい所見**

くも膜顆粒小窩や動脈溝を「骨折」と間違える初学者をみかける．くも膜顆粒小窩は主として上矢状静脈洞周辺に存在する不定大の突出で，くも膜が硬膜を圧出して顆粒状に隆起し丸い形態を示す（図2-20Ⓐの➡）[2]．また，硬膜動脈の動脈溝は蛇行して，外板には達しない．いずれも骨折との鑑別は容易である（図2-20Ⓑ）．

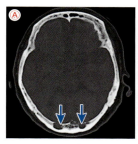 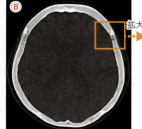 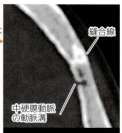

図 2-20　骨折と間違えやすい所見
Ⓐくも膜顆粒，Ⓑ動脈溝

B) 出血性脳挫傷 (hemorrhagic brain contusion)

前頭葉底部や側頭葉先端部に好発する．発症直後は不明瞭でも，数時間で増悪しうる．低吸収域の脳挫傷のなかに中小の多発性出血をきたす[6]．時間の経過とともに血腫が吸収され脳実質が萎縮していく．

レポート記載例　脳挫傷の経過

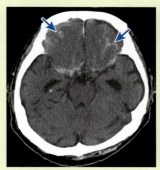 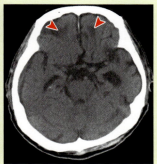

受傷2時間後単純CT　　　受傷30日後単純CT

50歳台男性，交通外傷．

所見【受傷2時間後の単純CT】（左図）：両側前頭葉底部に淡い高吸収域を認め（→），出血性脳挫傷と考えます．
Impression 両側前頭葉底部の出血性脳挫傷．

所見【同一患者の受傷30日後の単純CT】（右図）：前頭葉底部に低吸収域と萎縮を認め（▶），陳旧性脳挫傷として矛盾しません．
Impression 両側前頭葉の陳旧性脳挫傷．

⑤ 慢性硬膜下血腫

　　外傷後2週間以上の経過で，硬膜の最下層が剥がれて発生した腔（硬膜下腔）に血腫が貯留した状態で前頭・頭頂部に好発する[5, 7]．血腫は頭蓋骨内板に沿った広範囲な三日月型を呈し，**縫合線を超えて広がる**．血腫自体がさまざまな濃度を呈し，ほとんど水濃度のような低吸収，低吸収と高吸収の混在，全体に脳脊髄液よりやや高吸収など多彩な所見を示す．被膜や隔壁の形成，液面形成をきたすことも多い．有症状の場合には穿頭血腫ドレナージ術を行うことが多い[5]．

レポート記載例　慢性硬膜下血腫

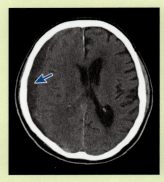
単純CT

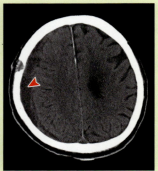
穿頭血腫ドレナージ術後の単純CT

70歳台男性，主訴：頭痛．

所見【発症時単純CT】（左図）：右前頭・頭頂部に頭蓋骨内板に沿った三日月状の淡い高吸収域を認め（→），慢性硬膜下血腫と考えます．

Impression 右慢性硬膜下血腫．
（その後，穿頭血腫ドレナージ術が施行された）

所見【同一患者の術後単純CT】（右図）：前回指摘されていた右慢性硬膜下血腫に対して穿頭血腫ドレナージ術後です．血腫量はわずかに減少しました（▶）．

⑥ 水頭症

　水頭症には大きく分けて非交通性水頭症（non-communicating hydrocephalus）と交通性水頭症（normal pressure hydrocephalus）がある．前述の通りに脳脊髄液は側脳室内の脈絡叢から大部分が産生され，側脳室，モンロー孔，第三脳室，中脳水道，第四脳室，ルシュカ孔とマジャンディ孔を通り，大脳や脊髄の周囲に存在するくも膜下腔へ流入する．**狭窄・閉塞など脳室の通過障害があると非交通性水頭症**となり，**通過障害がないと交通性水頭症**となる．さらに交通性水頭症で**脳圧が高くならないものを正常圧水頭症**という．正常圧水頭症の代表例として脳室外での閉塞，出血，髄膜播種，炎症など髄液の吸収障害による続発性正常圧水頭症（secondary NPH）と原因のはっきりしない特発性正常圧水頭症（idiopathic NPH）があげられる（図2-21）．

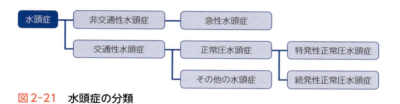

図 2-21　水頭症の分類

　特発性正常圧水頭症の症状は歩行障害・認知症・尿失禁で，臨床的に発見が遅れることがある．原因不明の認知症として，特発性正常圧水頭症が放置されている症例をみかけることがあり，レポートで水頭症を示唆することは重要である．

　CTで水頭症と確実に診断することは難しいが，CTで水頭症を判断する際に，側脳室拡大の指標として**Evansインデックス**が比較的よく用いられる（memo参照）．0.3を超えると水頭症を考慮するが，水頭症と脳萎縮の区別ができないので，あくまで目安でしかない．その他，水頭症では前角径の拡大（2cm以上）とrounding，脳梁角の狭小化（90°以下），脳表が頭蓋内板に圧着されて脳溝が狭小化するなどの目安もある（レポート記載例参照）．いずれも脳萎縮による変化との鑑別が必要である．

memo **Evans インデックス**
V：左右前角間の最大幅
D：同一面上の最大頭蓋内板間距離
Evans Index：V/D ＞ 0.3 で水頭症疑い

レポート記載例　正常圧水頭症

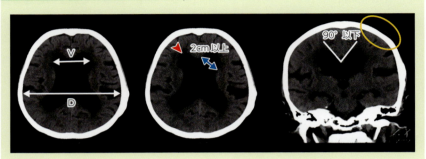

単純 CT

所見 両側側脳室が拡大しており，前角径の拡大（⟷）と rounding（▶），脳溝不明瞭化（◎），脳梁角の狭小化もみられます．以上より，水頭症を疑います．通過障害の原因となるような異常所見を指摘できません．

Impression 水頭症疑い．

memo 脳萎縮に関して

参考のために各年代の男性の平均脳画像を図2-22に提示する[9]．実際にはCTはある程度の目安にしかならず，MRI画像を用いたVSRADというソフトウェアで詳細な検討を行うことが多い．

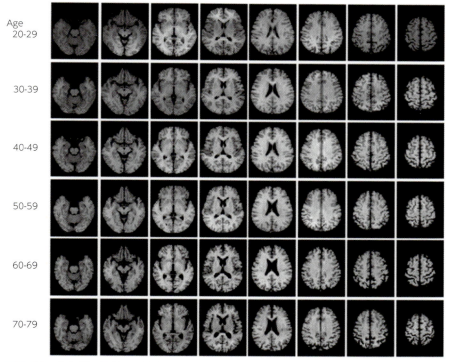

図2-22　各年代の男性の平均的な脳画像（MRI T1強調画像）
文献9より転載

⑦ 腫瘍性病変

頻度の高い疾患は転移性脳腫瘍と髄膜腫である．

A) 多発転移性脳腫瘍

脳腫瘍が多発しているときは，脳転移を第一に疑う．転移性脳腫瘍は，小さくても mass effect による腫瘍周囲の浮腫性変化が大きいのが特徴である．

レポート記載例　多発転移性脳腫瘍

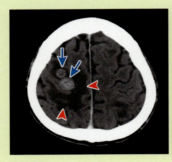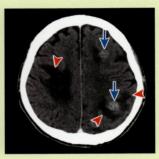

造影 CT

80歳台男性，大腸癌術後経過観察．

所見 両側大脳白質に増強効果を有する 2cm 大までの腫瘍性病変（→）が複数出現しており，周囲には浮腫性変化と思われる低吸収域（▶）を伴っています．多発転移性脳腫瘍と考えます．

Impression 多発転移性脳腫瘍．

B) 髄膜腫

ほとんどが硬膜から発生し，単純 CT で軽度の高吸収のことが多いが，脳実質と等〜低吸収のこともあり，砂粒状や結節状の石灰化を含むことがある．隣接する頭蓋骨の骨変化を伴うこともある．強い造影増強効果を有する．MRI では腫瘍と接する肥厚した硬膜も強く造影される所見（**dural tail sign**）が有名であり，診断に有用である[7, 10]．

レポート記載例　髄膜腫

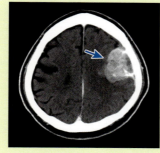
造影CT水平断像

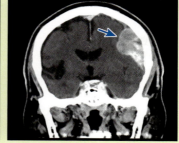
造影CT冠状断像

60歳台女性，頭痛．
所見 左前頭葉の脳実質外に6×4cm大の腫瘤性病変を認め（→），造影増強効果を有しています．髄膜腫と考えます．
Impression 髄膜腫．

⑧ 病的意義の乏しい所見

A) 石灰化

　　脳実質の石灰化は病的意義の乏しいものが多く，左右差があっても場所が典型的であれば，レポートに記載しないことも多い．

レポート記載例　病的意義の乏しい石灰化

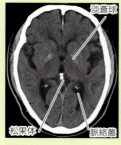
単純CT

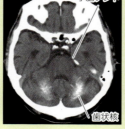
単純CT

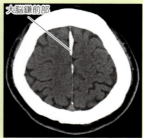
単純CT

どうしても気になるときのレポート記載例 両側歯状核の石灰化が目立ちます．

B) くも膜嚢胞

脳脊髄液を含む先天的なくも膜由来の嚢胞．中頭蓋窩に好発する[5]．病的意義は乏しいが，目立つときはレポートに記載する．

レポート記載例　くも膜嚢胞

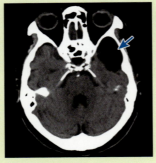

単純CT

所見　左中頭蓋窩にくも膜嚢胞を認めます（→）．

C) 透明中隔腔＋Verga腔

両側側脳室の間に液体貯留腔ができることがあり，**モンロー孔より前方は透明中隔腔，後方はVerga腔**という．正常変異であり病的意義は乏しいため，小さいものはレポートに記載しないことも多い．筆者は下記レポート記載例のように比較的目立つときのみレポートに記載している．

レポート記載例　透明中隔腔＋Verga腔

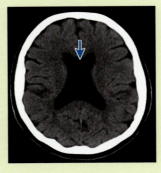

単純CT

所見　透明中隔腔＋Verga腔あり（正常変異です）（→）．

2章の参考文献

1）「脳MRI 1. 正常解剖 第2版」（高橋昭喜/編著），学研メディカル秀潤社，2005

2）「新版 岡嶋解剖学」（三井但夫，他/改訂著），杏林書院，1993

3）Greitz D & Hannerz J：A proposed model of cerebrospinal fluid circulation: observations with radionuclide cisternography. AJNR Am J Neuroradiol, 17：431-438, 1996

4）Koh L, et al：Integration of the subarachnoid space and lymphatics: is it time to embrace a new concept of cerebrospinal fluid absorption? Cerebrospinal Fluid Res, 2：6, 2005

5）「新 頭部画像診断の勘ドコロ」（高橋雅士/監，前田正幸/編），メジカルビュー社，2014

6）「ここまでわかる頭部救急のCT・MRI」（井田正博/著），メディカル・サイエンス・インターナショナル，2013

7）「よくわかる脳MRI 第3版」（青木茂樹，他/編著），学研メディカル秀潤社，2012

8）「Osborn's Brain, 2nd Edition」（Osborn AG, et al, eds），Elsevier, 2017

9）福田 寛，瀧 靖之：ヒト脳の正常発達・加齢に伴う脳形態および全脳ネットワーク構造の変化—健常日本人脳MRIデータベースを用いた画像医学的研究．東北薬科大学研究誌，60：13-23，2013

10）「画像診断コンパクトナビ 第4版」（百島祐貴/著），医学教育出版社，2016

3章 胸部

1. 肺野

基礎知識

① 胸部CT

　　胸部CTの読影の基本はまず，解剖を把握することである．レポートを記載する際には，病変の場所と所見を記載したうえで病名を記載する．

　　当院では肺野条件のWL/WWを−600/1,600，縦隔条件のWL/WWを50/350に設定している．

② 解剖

A）肺の区域解剖

　　右肺には上葉，中葉，下葉があり，右肺上葉にはS1，S2，S3，中葉にはS4，S5，下葉にはS6，S7，S8，S9，S10がある．

　　左肺には上葉（上区＋舌区）と下葉があり，左肺上区にはS1+2，S3，舌区にはS4，S5，下葉にはS6，S8，S9，S10がありS7はない．

　　肺区域は頭側から外側へS1，S2，S4，S8（数字が倍々で増える）が存在すると覚えるとよい．S6は下葉の頭側で葉間胸膜の背側にある．**右肺S7は縦隔寄り**に存在し，左側には心臓があるのでS7は存在しないと覚えると良い．下葉外側にS8があり，その背側へ回るようにS9，S10と続く（図3-1）．

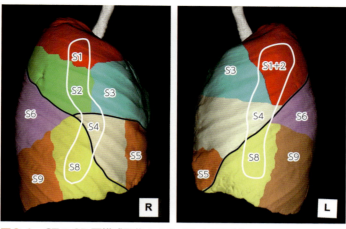

図 3-1　CTの3D再構成画像から作成した肺区域
頭側から外側へS1, S2, S4, S8が並んでいるように見える

B) CTの区域解剖

　まず上葉，中葉，下葉，舌区をきちんと把握することから始める．5mm以上の厚いスライスでは部分容積効果で葉間胸膜が見えにくいので，**thin sliceの観察で葉間胸膜を確認し，上葉，中葉，下葉を把握**する．次に**中葉と舌区の気管支（B4, B5）を把握**するとよい．右肺中葉においてS4は外方，S5は前方に位置しており，**大葉間裂の前を外方へ走行するのがB4，前方へ走行するのがB5**である（図3-2）．左肺舌区においてS4は外**上**方，S5は内**下**方に位置しており，まず**舌区の前下端にあるB5末梢を同定し，この中枢から前外方へ走行するのがB4**である（図3-3）．中葉気管支または舌区気管支の中枢側の上方へたどると上葉や上区の気管支が，中枢側の後下方へたどると後下葉気管支が同定される．S1＋2, S2, S4, S8が外側にあることを意識して追跡すると，すべての区域がみつかるはずである．

　実際は，気管支には気管気管支，過剰分岐，分岐欠如などのバリエーションが存在することから，初学者のレポートでは**上葉，舌区，中葉，下葉を正確に記載することから始める**とよい．

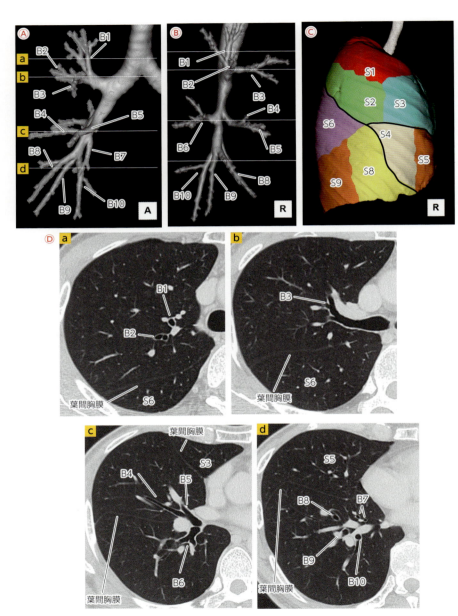

図3-2　右肺におけるCTの区域解剖

Ⓐ, Ⓑ：気管支の3D再構成画像．前からと右側から観察．Ⓒ：右肺の区域を右側から観察．Ⓓ3D再構成画像の a ～ d の高さのCT画像（単純CT水平断像）．まず c のスライスで葉間胸膜を観察して中葉を同定し，葉間胸膜の前を外方へ走行するのがB4，前方へ走行するのがB5である

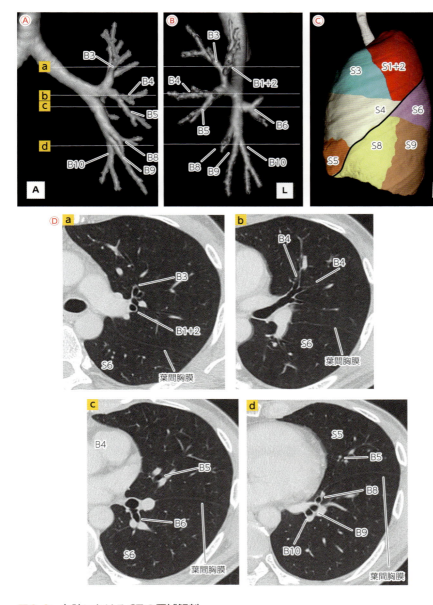

図3-3 左肺におけるCTの区域解剖

Ⓐ, Ⓑ：気管支の3D再構成画像．前からと左側から観察．Ⓒ：左肺の区域を左側から観察．Ⓓ3D再構成画像の a ～ d の高さのCT画像（単純CT水平断像）．まず d のスライスで舌区の前下端にあるB5末梢を同定したら，S5の上外側に覆いかぶさっているB4の気管支を探す． c のスライスでB5を中枢側へたどり， b のスライスで前外方へ分岐するB4を同定する

C）肺野の解剖

　　肺野の末梢には大きさが0.1～0.2mmの肺胞があり，肺胞が複数集まった構造が1～2mm程度の大きさの肺小葉となる．肺小葉が5～15個集まって10～20mm大の二次小葉という構造を形成しており，二次小葉は小葉間隔壁で境されて隣り合っている．肺動脈と気管支は伴走しており，末梢では二次小葉の中心へ分布する．一方，肺静脈は小葉間隔壁に沿って走行する（図3-4）．

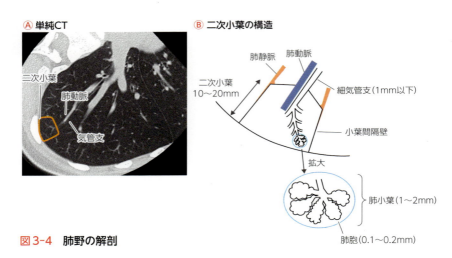

図3-4　肺野の解剖

● 広義間質

　　広義間質とは肺動脈，気管支，肺静脈，胸膜に分布する間質を指し，リンパ管の分布と一致する．広義間質病変があると気管支血管束の肥厚，小葉間隔壁の肥厚，胸膜の肥厚として描出される（図3-5）[1]．

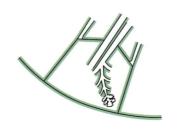

図3-5　広義間質のイメージ図

● 小葉中心領域

　二次小葉内を小葉内肺動脈と小葉内気管支が走行し，小葉中心領域を形成する．二次小葉内に複数の小葉中心領域が存在しているイメージ（図3-6）で，小葉中心領域から胸膜や小葉間隔壁までの距離は約2.5mm程度である．小葉中心領域の構造は，通常のCTでは小さすぎて描出されない構造であるが，何らかの異常をきたした場合は，小葉中心領域の異常所見が出現する[2]．

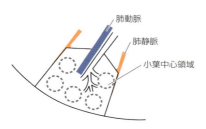

図3-6　小葉中心領域の分布に関するイメージ図
二次小葉内に複数の小葉中心領域がある

 異常所見

　CT画像で，正常の肺野より白く描出されている領域はX線の透過性が低下しており，胸部単純X線写真の"陰影（opacity）"と類似のものと認識されている．レポート上は"小結節影"，"結節影"，"腫瘤影"，"浸潤影"，"すりガラス影"など"影"がつくことが多い．特徴がなければ"非特異的な陰影"などと記載されることもある．実際にレポートを書くときは，CTの画像をすべて文章で表現するというよりも，**想定する疾患の根拠となる異常所見をいくつか記載するとよい**．

① すりガラス影またはすりガラス状濃度

Thin slice において背景の血管または気管支が認識できる程度の淡い濃度上昇をすりガラス影（ground-glass opacity：GGO）またはすりガラス状濃度（ground-glass attenuation：GGA）とよぶ．濃度に応じて，淡いすりガラス影や濃いすりガラス影と表現できる（図3-7）[3]．Thin slice の厚さより小さな変化が生じると部分容積効果によりすりガラス影として描出される．原因は，肺胞上皮の肥厚，間質のびまん性肥厚，小葉中心性の微細な変化などさまざまである．

すりガラス影の分布に関しては，"限局的な"，"均一な"，"不均一な"，"びまん性"，"広範"，"肺門周囲"，"胸膜下領域"などが使用される．個々の肺葉あるいは肺区域に一致した分布を"区域性"とよび，肺区域と一致しない分布を"非区域性"とよぶ．また，正常部と病変が不規則に入り交じる分布は斑状分布（patchy distribution）や"モザイク状"と表現される（図3-8）[1]．Patchy（斑状，まだら模様）はパッチワーク（patchwork）と関連する言葉である．

② コンソリデーション

コンソリデーション（consolidation）は，背景の血管構造が認識できないような，軟部濃度と同等の吸収値をもつ陰影のことである[1]．レポートでよく使用されている浸潤影，均等影，融合影などを含む表現であり，初学者はコンソリデーションと記載しておいたほうが無難である[1]．コンソリデーション内部に開存した気管支は気管支透亮像（air bronchogram）と表現される（図3-9）．

A) 肺炎

肺炎球菌，クレブシエラ，レジオネラなどによる肺炎（pneumonia）では，肺胞腔内に多量の浸出液や好中球浸潤がみられ，広範なコンソリデーションを呈することが多い．肺胞同士を直接結ぶKohn孔などを介して周囲の肺胞へと広がっていき，病変は気道区域を超えて広範囲に広がる．

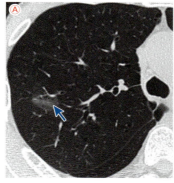
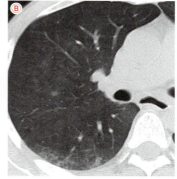
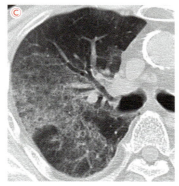

図3-7 すりガラス影またはすりガラス状濃度の例

Ⓐ：限局的なすりガラス影の例（→），Ⓑ：淡いすりガラス影の例，Ⓒ：濃いすりガラス影の例．Ⓐ〜Ⓒはすべて単純CT

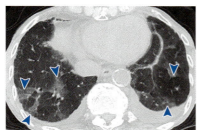

単純CT水平断像

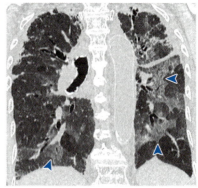

単純CT冠状断像

図3-8 斑状分布またはモザイク状の例

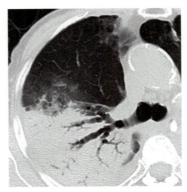

図3-9　気管支透亮像を伴うコンソリデーションの例（単純CT）

レポート記載例　肺炎球菌肺炎

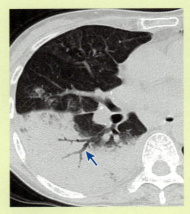

単純CT

60歳台女性，発熱，咳嗽．

所見　右肺下葉に気管支透亮像を伴うコンソリデーションを認め（→），肺炎と考えます．

Impression　右肺炎．

（その後，臨床的に肺炎球菌肺炎と診断された）

B) 器質化肺炎

　器質化肺炎（organizing pneumonia：OP）とは肺胞腔内の滲出物が器質化された状態を言い，肺胞腔内，肺胞管内にポリープ状の線維化巣が存在する状態である[4]．CTでは胸膜下優位または気管支血管束周囲に，斑状のコンソリデーション主体の陰影を示すことが多い．原因は感染後，薬剤性，膠原病，放射線治療などがあがるが，一般的に画像から原因を推定するのは困難で，臨床的に判断する．レポート上は器質化肺炎パターン（OP pattern）などと記載するに留めることも多い．

　原因不明のOPは特発性器質化肺炎（cryptogenic organizing pneumonia：COP）とよばれる．COPの画像所見は，比較的短期間で移動する胸膜下優位の非区域性のコンソリデーションが特徴である．ちなみにcryptogenicとidiopathicはいずれも特発性と訳されるが，cryptogenicは原因不明，idiopathicは機序不明という意味である．

レポート記載例　特発性器質化肺炎

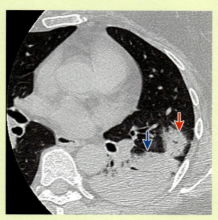

単純CT

50歳台女性，咳嗽．

所見 左肺下葉に広範なコンソリデーション（→），左肺上葉に斑状のコンソリデーション（→）を認めます．器質化肺炎パターンと考えます．

Impression 器質化肺炎パターン．

（その後，臨床的に特発性器質化肺炎と診断された）

③ 結節影

A) 充実性結節影

　充実性結節影（solid nodule）とは3cm以下の軟部組織影からなる結節影（nodule）のことで（図3-10），**1cm以下では小結節影**（図3-11），3mm以下の単発結節は微小結節（micronodule）とよばれることもある[3]．**軟部組織影が3cmを超えると腫瘤影とよばれる**（図3-12および67頁参照）[3]．ちなみに，大きさでよび方が変わるのは**肺野病変に限る**．

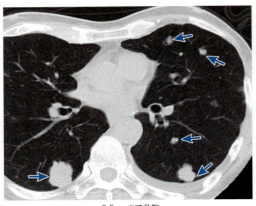
2.5cmまで多数

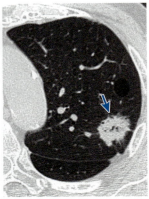
2.6cm

図3-10　結節影（単純CT）

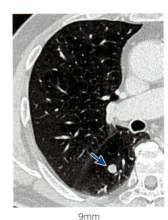
9mm

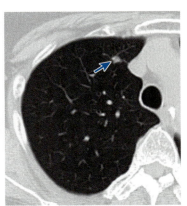
8mm

図3-11　小結節影（単純CT）

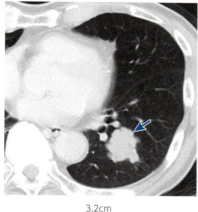
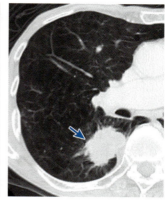

3.2cm　　　　　　　　　　3.8cm

図3-12　腫瘤影（単純CT）

B) すりガラス状結節

　すりガラス影のみで描出される径3cm以下の丸い陰影をすりガラス状結節（ground glass nodule：GGN）とよぶ[5]．腫瘍細胞が肺胞隔壁の上皮細胞を置換するように増生する場合あるいは肺胞壁に沿った増生を示した場合に，円形で境界明瞭なすりガラス濃度を呈する（図3-13）．限局的な炎症性変化でも類似の所見を呈することがあるので経過観察が重要であり，数カ月以上存在するGGNは上皮内腺癌を考慮する必要がある[5]．

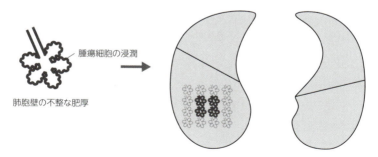

図3-13　すりガラス状結節（GGN）のイメージ図

> **レポート記載例** すりガラス状結節（GGN）を示す上皮内腺癌

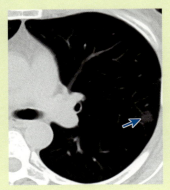

単純CT

50歳台女性，CTで偶然発見されたGGNの経過観察．
所見 左肺上葉辺縁に境界明瞭なすりガラス濃度を呈する12mm大の結節影（GGN）を認め（→），明らかな充実成分は認められません．2年前のCTから非常に緩徐な増大傾向です．肺癌の可能性があります．
Impression 左肺上葉辺縁のGGN（肺癌の可能性あり）．

C）部分充実型結節影

　　すりガラス濃度の内部に充実部分を含む結節を部分充実型結節影（part solid nodule）とよぶ．肺胞上皮内への増殖だけでなく浸潤性癌が生じると，CTでは結節内部に充実成分を含むようになり，part solid typeの肺癌（腺癌）を疑う[6]．数カ月前とはほぼ同じような画像所見を呈するが，数年前の画像と比較すると緩徐な増大傾向を示していることがある．よって，少なくとも参照できる一番古い画像と前回と今回の3回分を比較してレポートを記載するのがよい．

> **レポート記載例** Part solid nodule を呈する肺癌

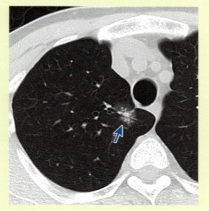

単純CT

50歳台男性，CTで偶然発見されたpart solid noduleの経過観察．

所見 右肺上葉縦隔寄りに境界明瞭なすりガラス濃度を呈する17mm大の結節影を認め，内部に充実成分を伴っています（part solid nodule）（→）．前回とは変わりませんが，2年前のCTと比較すると非常に緩徐な増大傾向を示しています．肺癌を疑います．

Impression 右肺上葉の肺癌疑い．

④ 孤立性病変

軟部組織影が3cmを超えると腫瘤影とよばれる[3]．腫瘤影は，腫瘍性病変（良悪性含む）を想定したときに使用されることが多い表現である．少なくとも2方向（水平断像と冠状断像など）で病変全体を観察し，**辺縁が外側に凸で円い形態であれば腫瘤性病変を考慮して腫瘤影と記載する**．一方，陰影が丸くない場合，すなわち，辺縁が内側へ凸だったり，直線だったりすると，炎症性変化や器質化肺炎などを考慮してコンソリデーションと記載するとよい．

A）原発性肺癌

前述のように**一般的に辺縁が外側に凸で円い形態では，癌やその他の腫瘍性病変を疑うことが重要で**，組織学的検索を検討する必要がある．**もちろん円い病変がすべて腫瘍性病変というわけではなく**，器質化肺炎や円形無気肺などといった非腫瘍性病変との区別が難しいことも少なくない．

肺癌のなかでも頻度の高い腺癌は**周囲の肺組織を巻き込んで収縮する性質**を示すことが多い．例えば，**結節や腫瘤のほぼ中心部に向かって肺血管・気管支が集中する所見**や後述の**胸膜陥入像・胸膜陥凹像**は病変の収縮によって生じると考えられ，肺腺癌で頻度が高い．また，孤立性病変の辺縁に関しては明瞭，不明瞭，平滑，不整，スピキュラ（spicula），分葉（lobulation）またはノッチ（notch），胸膜陥入像（pleural indentation），胸膜陥凹像（pleural concave）などの所見をレポートに記載する．

● スピキュラ

結節や腫瘤の辺縁から周囲に向かって棘状あるいは線状に数mmから1cm以上突出する構造で胸膜に達しない（図3-14）[6]．炎症性結節や塵肺の大結節でも長いスピキュラを数本伴う場合があるが，肺癌では短いスピキュラが結節全周をとり囲む所見を呈する[7]．

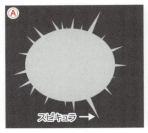 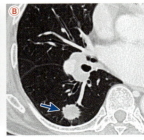 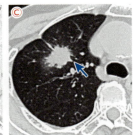

図3-14 スピキュラのイメージ（Ⓐ）と例（Ⓑ，Ⓒ）
Ⓑ，Ⓒはいずれも肺腺癌の例（単純CT）

● 分葉またはノッチ

結節や腫瘤の辺縁が凸状の場合に，その境界にV字形の切れ込み（ノッチ）がみられることがある（図3-15）．分葉状の形態またはノッチを有するなどと表現される[6]．肺癌や転移など悪性腫瘍，良性病変いずれでもみられる所見である[7]．

 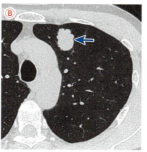 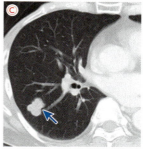

図 3-15　分葉状の形態，ノッチのイメージ（Ⓐ）と例（Ⓑ，Ⓒ）
Ⓑ：肺癌，Ⓒ：乳癌の転移（いずれも単純CT）

● 胸膜陥入像

　結節・腫瘤より途切れることなく胸膜面に達する線状・索状構造のこと（**図 3-16**）[6]．胸膜陥入像自体は肺癌や炎症性変化でもみられるが，特に肺腺癌では，病変が収縮することで**肺胸膜が引き込まれる**ことがある．病変の収縮を示唆する所見は肺癌に特徴的な所見である[6]．

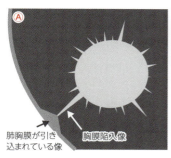 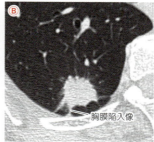 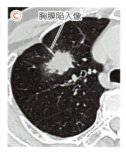

図 3-16　胸膜陥入像のイメージ（Ⓐ）と例（Ⓑ，Ⓒ）
Ⓑ，Ⓒはいずれも肺癌の例（単純CT）

● 胸膜陥凹像

　結節や腫瘤に向かう葉間胸膜の緩やかな陥凹像のこと（**図 3-17**）．肺腺癌では，病変が収縮することで肺胸膜が陥凹することがある．病変の収縮を示唆する所見は肺癌に特徴的な所見である[5]．

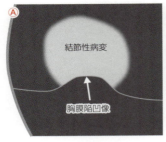 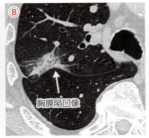 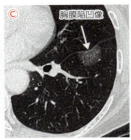

図3-17 胸膜陥凹像のイメージ（Ⓐ）と例（Ⓑ，Ⓒ）
Ⓑ，Ⓒはいずれも肺癌の例（単純CT）

> **レポート記載例　原発性肺癌**
>
>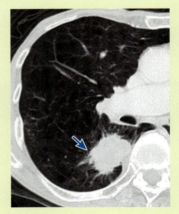
>
> 造影CT
>
> 80歳台男性，胸部異常陰影．
>
> **所見** 右肺下葉S6に3.8cm大の腫瘤性病変を認め（→），辺縁に短いスピキュラを多数伴っています．原発性肺癌を疑います．
>
> **Impression** 右肺下葉原発性肺癌疑い．

⑤ 多発小結節影

　　結節影が多数ある場合に，その分布から鑑別疾患をある程度絞り込むことが可能となる．また，明確な定義を記している文献はみつからなかったが，**比較的大きさの揃った数 mm 以下の結節影が多発する場合に，多発粒状影と表現される**ことがしばしばある．

A) 小葉中心性分布

　　多数の小結節影が肺野に観察される際に，その分布が診断の根拠になることが多い．小葉中心構造に液体貯留，壊死物質などが貯留すると，小葉中心性分布（centrilobular distribution）の陰影を示す．小葉中心性分布の陰影は，**胸膜から 2mm 程度離れて描出される**ことが特徴である[1]．

● 非区域性，小葉中心性分布を呈する，すりガラス濃度の多発小結節影

　　小葉中心構造に何らかの軽微な変化をきたしている場合にみられる陰影．スライスの厚さに対して小さい変化が部分容積効果ですりガラス濃度になるため，小葉中心性のぼんやりとした結節影を呈する（図 3-18）．急性の過敏性肺臓炎でよくみられる所見である（ただし，過敏性肺臓炎は慢性期になると画像所見が変化し，間質性肺炎を主体としたさまざまな像を呈するので注意が必要）．急性過敏性肺臓炎の CT 画像は，小葉中心性結節の分布をよくあらわしているので，まずこの画像で小葉中心性分布のパターンを理解しておくとよい．

　　その他の鑑別には，肺胞出血，溶接工肺，呼吸細気管支炎を伴う間質性肺疾患（respiratory bronchiolitis associated interstitial lung disease：RB-ILD）などがあがる．

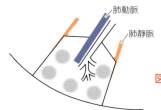

図 3-18　小葉中心性分布を呈するすりガラス濃度の多発小結節影のイメージ図

レポート記載例　急性過敏性肺臓炎

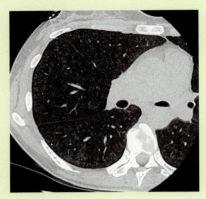

単純CT

40歳台女性．夏の大掃除後に咳が止まらない．

所見　両肺野びまん性にすりガラス濃度で小葉中心性の多発小結節影を認めます．急性過敏性肺臓炎を疑います．

Impression　急性過敏性肺臓炎．

● 区域性，小葉中心性分布を呈する，比較的濃度の高い多発小結節影

　肺胞内をある程度充満するような何らかの変化をきたしている場合にみられる陰影で，小葉中心性の比較的濃度の高い多発小結節影を呈する（図3-19）．臨床的には非特異的な**細気管支炎**でみられる所見で，その他の鑑別にはマイコプラズマ肺炎，HTLV1関連肺病変，膠原病肺，肺胞出血などさまざまな原因があがる[7]．

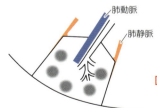

図3-19　小葉中心性分布を呈する比較的濃度の高い多発小結節影のイメージ図

レポート記載例　感染性細気管支炎

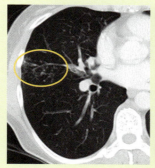
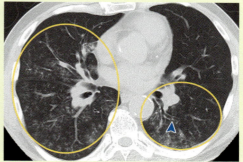

単純CT　　　　　　単純CT

40歳台男性．咳嗽，発熱．

所見　右肺中下葉，左肺下葉に，境界がやや不明瞭な小葉中心性の多発小結節影を認め（◯），気管支壁肥厚を伴っています（▶）．感染性細気管支炎を疑います．

Impression　感染性細気管支炎疑い．

● 区域性，小葉中心性分布を呈する，濃厚な多発小結節影

　肺胞内から気管支内にかけて肉芽組織などが充満している場合にみられる陰影で小葉中心部が，境界明瞭で濃度の高い結節影を呈する（図3-20）．さまざまな原因の**細気管支炎**でみられる所見である．また，肺胞全体と細気管支が肉芽組織などで充満すると，小さな芽が枝にたくさん付いているように見え，これを tree-in-bud appearance という（図3-21）．鑑別には**結核，非結核性抗酸菌症，びまん性汎細気管支炎**などがあがる．特に，結核では肺胞内に乾酪壊死を伴った類上皮肉芽腫が充満して気管支内へ達し，**境界明瞭で濃厚な陰影**を示す．慢性経過であることや派手な画像所見の割に症状が比較的乏しいことからも結核を疑うことができる．

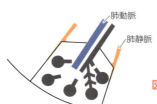

図3-20　区域性，小葉中心性分布を呈する，濃厚な多発小結節影のイメージ図

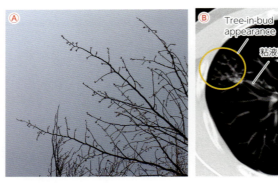

図 3-21　参考画像：tree-in-bud appearance
Ⓐは3月末に撮影した東京医療センター敷地内の桜．Ⓑは単純CT（肺結核の例）

レポート記載例　肺結核

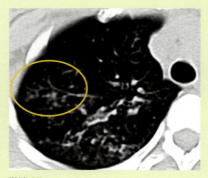

単純CT

30歳台女性．咳嗽．

所見 右肺上葉に境界明瞭な小葉中心性の多発小結節影を認め，いわゆるtree-in-bud appearanceを呈しています（◯）．結核を疑います．

Impression 肺結核疑い．
（その後の検査で，喀痰塗抹検査の結果がガフキー1号で結核と診断された）

> **memo** **非結核性抗酸菌症**
> 結核と類似の所見を呈するが結核よりも長い慢性の経過をたどり，**気管支拡張を伴っていることが多い**．また，年齢性別や分布にも特徴があり，**中高年の女性で右肺中葉や左肺舌区に分布する小葉中心性多発小結節影，気管支拡張**を見たら，非結核性抗酸菌症を鑑別にあげる[7]．

レポート記載例　非結核性抗酸菌症

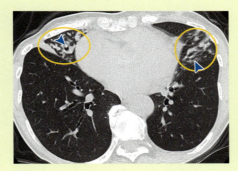

単純CT

70歳台女性．胸部異常陰影，咳嗽．
所見 右肺中葉，左肺舌区に小葉中心性の多発小結節影を認め（◯），気管支拡張を伴っています（▶）．慢性細気管支炎疑いです．
Impression 慢性細気管支炎疑い．非結核性抗酸菌症のチェックをお願いします．
（その後の検査で喀痰塗抹検査の結果がガフキー1号であり，非結核性抗酸菌症と診断された）

B) ランダム分布の多発結節影

多発結節影が，広義間質，小葉中心性の範疇に含まれない分布で存在する場合にランダム分布（random distribution）の多発結節影とよぶ（図3-22）．小葉中心性のように見える結節や胸膜に接する結節などが混在する．

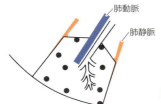

図3-22　ランダム分布の多発結節影のイメージ図

● 多発肺転移

　担癌患者，症状の乏しい患者で，ランダム分布を呈する多発小結節影を見たら，多発肺転移を疑う．比較的大きさが不揃いで境界明瞭な結節が多数みられる[7]．

| レポート記載例 | 多発肺転移 |

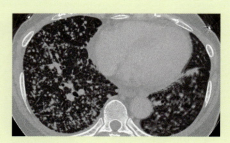

造影CT

70歳台女性，肺癌経過観察中．
所見 両肺野にランダム分布を呈する多数の小結節影を認め，多発肺転移を疑います．
Impression 多発肺転移疑い．

● 粟粒結核

　発熱のある患者でランダム分布を呈する多発小結節影を見たら，粟粒結核を疑う．大きさが1〜3mmと小さな多発粒状影のランダム分布が特徴[7]．

| レポート記載例 | 粟粒結核 |

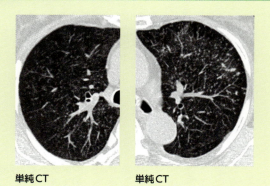

単純CT　　　　単純CT

76　CT読影レポート、この画像どう書く？

40歳台女性，発熱，咳嗽．

所見 両肺野にランダム分布を呈する1〜3mm大の粒状影を多数認めます．粟粒結核を疑います．

Impression 粟粒結核疑い．

C) 同一肺葉内の多発小結節影

肺クリプトコッカス症は真菌症の一種でさまざまな所見を呈しうるが，特に同一肺葉内の多発小結節影を見たら鑑別にあげる[5]．

レポート記載例　肺クリプトコッカス症

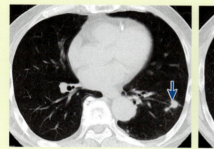
単純CT

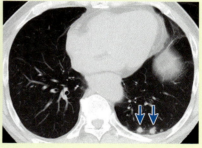
単純CT

70歳台男性，肺炎疑い，胸部単純X線写真で左下肺野に異常陰影．

所見 左肺下葉に複数の小結節影（→）を認めます．同一肺葉内の多発結節であり，クリプトコッカスによる炎症性結節が鑑別にあがります．

Impression 肺クリプトコッカス症疑い．

⑥ 広義間質肥厚に伴う異常陰影

A) 広義間質に沿った多発結節影

広義間質に沿って小結節影が多数出現する場合（図3-23），これらの小結節影は肺動脈，肺静脈，胸膜に沿ってみられる．広義間質に沿って微小な結節影が多数出現する代表疾患はサルコイドーシスである[2]．結節影の大きさが非常に小さいためthin slice CTでも小結節影として認識できずにpartial volume effectですりガラス濃度を呈することもある．中央が無数の小結節影の集簇により高濃度域となり，辺縁を微小結節影がとり巻く **galaxy sign** が有名（図3-24）．縦隔や

両側肺門部リンパ節腫大も伴うとより強くサルコイドーシスを疑うことができる．画像上の鑑別にMALTomaなどの悪性リンパ腫があがる．

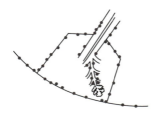

図3-23　広義間質の多発粒状影のイメージ図

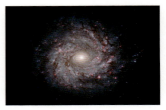

[画像：free-photo.net]

図3-24　Galaxy sign（銀河のイメージ図）

レポート記載例　サルコイドーシス①

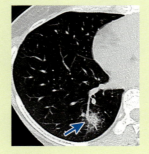

単純CT

30歳台女性，胸部異常陰影．

所見　右肺下葉に非常に小さな結節影の集簇（→）を認め，いわゆるgalaxy signを呈しています．サルコイドーシスを疑います．

Impression　サルコイドーシス疑い．

（その後，臨床的にサルコイドーシスと診断された）

レポート記載例　サルコイドーシス②

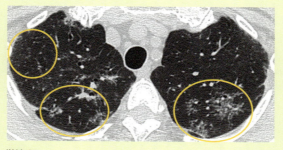

単純CT

60歳台女性，胸部異常陰影．

所見　両肺上葉に間質に分布する非常に小さな結節影（◎）が多発しており，サルコイドーシスを疑います．

Impression　サルコイドーシス疑い．

B）広義間質のびまん性肥厚

　広義間質のうち，小葉間隔壁がびまん性に肥厚すると"小葉間隔壁肥厚"（interlobular septal thickening），肺動脈や気管支周囲が肥厚すると"気管支血管束肥厚"（peribronchovascular interstitial thickening）と記載する（図3-25）．広義間質のびまん性肥厚を呈する代表疾患として主に，**癌性リンパ管症，肺水腫，悪性リンパ腫があがる**[2]．また，**急性好酸球性肺炎**も鑑別にあがる．

　限局した小葉間隔壁肥厚の所見は日常診療で頻繁に見かけるが，ささいな所見であり鑑別診断にはあまり寄与しない．よって**鑑別の根拠に用いるときは，小葉間隔壁肥厚が広範囲にみられる場合に限ったほうがよい**[2]．筆者も鑑別の根拠に用いるとき以外は，小葉間隔壁肥厚をレポートにあまり書かないようにしている．

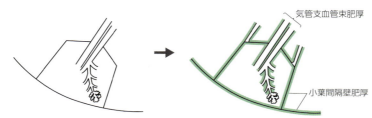

図3-25　広義間質のびまん性肥厚のイメージ図

● 癌性リンパ管症

　高齢者，担癌患者などにおいて，気管支血管束肥厚，小葉間隔壁肥厚，胸水貯留もしくは胸膜肥厚があれば疑う．小葉間隔壁の肥厚は，結節状だったり，平滑だったりする．左右で非対称性の分布を示すことが多い[7]．

レポート記載例　癌性リンパ管症

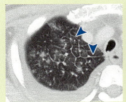

単純CT水平断像

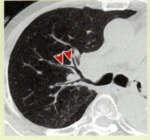

単純CT水平断像

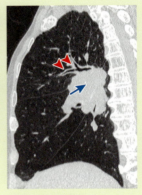

単純CT矢状断像

60歳台男性，右肺癌化学療法後治療効果判定．

所見　右肺門部に既知の肺癌がみられます（→）．右肺門部付近に気管支血管束肥厚がみられ（▶）, 末梢側ではすりガラス影と小葉間隔壁肥厚（▶）を伴っています．癌性リンパ管症を疑います．

Impression　癌性リンパ管症疑い．

● 肺水腫

　肺水腫は肺の中に余分な液体が貯留した状態で，病態から心不全からの肺静脈圧上昇による「心原性肺水腫」と毛細血管内皮の透過性亢進による「非心原性肺水腫」に分かれる．**肺水腫の多くは心原性肺水腫**で，心拡大や肺血管拡張などといった心不全の所見を伴う．肺水腫所見に**心不全の所見がみられない場合は非心原性肺水腫**の可能性を考え，鑑別として「薬剤性肺炎」「急性好酸球性肺炎」「びまん性肺胞障害（DAD）」などをあげる．

　また肺水腫は画像所見から「間質性肺水腫」と「肺胞性肺水腫」に分けられる．主に間質の肥厚がみられるものを**間質性肺水腫**とよび気管支血管束肥厚，平滑な左右対称性の小葉間隔壁肥厚がみられ，しばしば胸水貯留と心拡大を伴う[5]．間質性肺水腫が進行すると肺胞腔に液体貯留が生じ，**肺胞性肺水腫**とよ

ばれ，間質の肥厚に加えて両側対称性肺門周囲のすりガラス影，斑状のすりガラス影，荷重側優位のコンソリデーションなどを呈しうる．

> **レポート記載例**　**間質性肺水腫**
>
>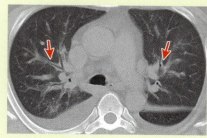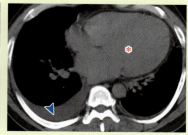
>
> 単純CT　　　　　　　　単純CT
>
> 50歳台男性，心不全，呼吸困難．
> **所見** 両肺野に気管支血管束の肥厚が目立ち（→），両側胸水貯留（▶）と心拡大（＊）がみられます．肺水腫を疑います．
> **Impression** 肺水腫疑い．

> **レポート記載例**　**肺胞性肺水腫**
>
>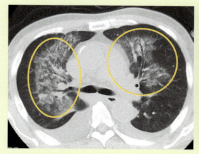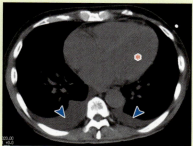
>
> 単純CT　　　　　　　　単純CT
>
> 50歳台男性，心不全，呼吸困難．
> **所見** 両肺野に気管支透亮像を伴うすりガラス影を認め（◯），胸膜下は保たれています．両側胸水貯留（▶）と心拡大（＊）がみられます．肺水腫を疑います．
> **Impression** 肺水腫疑い．

⑦ 網状影

　　網状影（reticulation）は，気管支や肺動静脈や小葉間隔壁などの既存の構造と関連付けることのできない線状陰影の集合で，細いもの，太いもの，真っ直ぐなもの，曲がっているものなどさまざまな形態を含む．肺野末梢側の網状影を呈する疾患は，間質性肺炎，慢性過敏性肺臓炎，塵肺，膠原病肺，陳旧性結核，喫煙関連疾患，薬剤性肺炎などと多岐にわたる[5]．図3-26に網状影の例を示す．

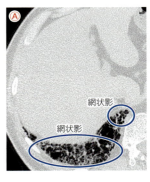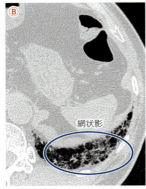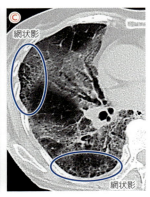

図3-26　網状影の例（単純CT）

⑧ 牽引性気管支拡張

　　牽引性気管支拡張（traction bronchiectasis）は，**気管支周囲の肺の線維化によって気管支が牽引されて拡張した状態**である．気管支は不整に拡張してコークスクリュー様の形態を示す（図3-27）．基本的に壁肥厚はみられない[2]．

　　慢性的な症状を有し，網状影と牽引性気管支拡張のいずれもみられた場合には間質性肺炎，膠原病肺，慢性過敏性肺臓炎などが鑑別にあがる[2]．

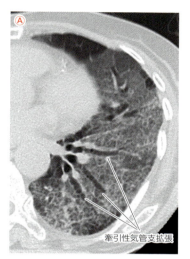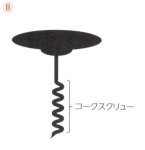

図 3-27 牽引性気管支拡張の例（Ⓐ，単純CT）とコークスクリューのイメージ図（Ⓑ）

レポート記載例　網状影＋牽引性気管支拡張を呈する間質性肺炎

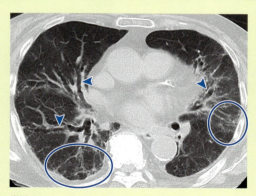

単純CT

60歳台男性，胸部異常陰影．

所見 両側下肺野で末梢側の網状影を認め（○），牽引性の気管支拡張を伴っています（▶）．慢性間質性肺炎を疑います．

Impression 慢性間質性肺炎疑い．

⑨ 蜂巣肺

　　蜂巣肺（honeycomb lung）は，胸膜下にやや厚い隔壁を有する直径3〜10mm大の囊胞状の気腔が，いくつかの層を成して集簇している所見である[3, 5]．小葉内の間質の線維化による肺構造の破壊と末梢気腔の拡大したイメージで覚えるとよい[2]．ほとんどの場合，蜂巣肺の周囲に牽引性気管支拡張，不整な網状影などの線維化を疑わせる所見を伴う．蜂巣肺は慢性間質性肺炎（肺線維症）に特徴的な所見である[1, 5]．

レポート記載例　蜂巣肺と慢性間質性肺炎

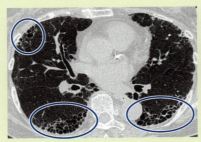
単純CT

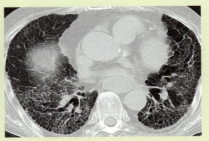
単純CT

60歳台男性，胸部異常陰影．

所見 両肺下葉優位，胸膜下優位にびまん性の網状影と蜂巣肺（◯）を認めます．慢性間質性肺炎と考えます．

Impression 慢性間質性肺炎．

⑩ 気管支拡張

　　末梢側の気管支内腔が中枢側より拡張する場合，または，伴走する肺動脈より明らかに太い場合に気管支拡張（bronchiectasis）を考慮する（図3-28）．先天的，慢性炎症などさまざまな原因で気管支が拡張する．形態学的には，円柱状，瘤状，囊胞状を呈する．気管支壁肥厚や気管支内の液体貯留や粘液栓もしばしば観察される[3]．

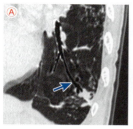 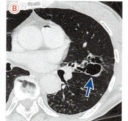 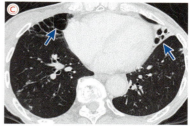

図 3-28 気管支拡張の例
Ⓐ円柱状気管支拡張（単純CT斜矢状断像），Ⓑ瘤状気管支拡張（単純CT水平断像），Ⓒ囊胞状気管支拡張（単純CT水平断像）

● 「炎症性の気管支拡張」と「牽引性気管支拡張」の違い

　慢性炎症によって引き起こされる気管支拡張は気道の異常により引き起こされる病変であり，間質性肺炎でみられる牽引性気管支拡張とは分けて考えるとよい．画像上の違いは，炎症性の気管支拡張では全体に気管支壁が肥厚し，液体貯留を認めることがしばしばである．牽引性気管支拡張では気管支の辺縁は不整でコークスクリュー様であり，壁の肥厚や液体貯留は認めない（図3-29）[2]．

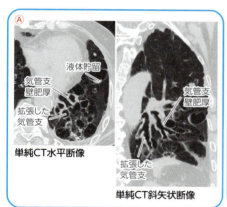 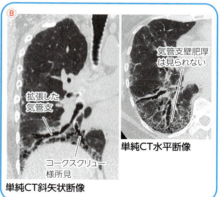

図 3-29 「炎症性の気管支拡張（Ⓐ）」と「牽引性気管支拡張（Ⓑ）」を比較した図

⑪ 粘液栓

　粘液栓（mucoid impaction）とは気管支内の一部または全体に分泌物が充満した状態のこと（図3-30，図3-31）[7]．

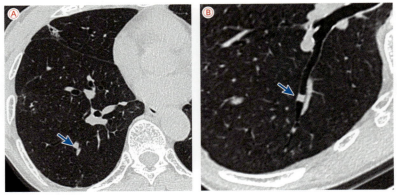

図 3-30　気管支内の一部を充満する粘液栓（→）の例
Ⓐ：単純CT水平断像，Ⓑ：単純CT斜冠状断像

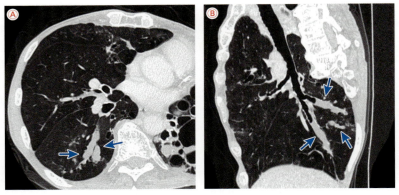

図 3-31　気管支の末梢側全体に充満した粘液栓（→）の例
Ⓐ：単純CT水平断像，Ⓑ：単純CT斜矢状断像

⑫ 索状影

　　索状影（parenchymal band）は厚さ1〜3mmまで長さ5cmまでの不整形陰影で，隣接する肺実質や気管支血管束の歪みを伴う（図3-32）[1, 3]．線維化などの陳旧性炎症性変化，板状無気肺でしばしば観察される．

　　板状無気肺とは，肺の一部が容積や膨張性の低下により板状になった状態のことで，気道閉塞，圧迫，癒着，瘢痕などで生じる（無気肺＝虚脱＝容積減少）[3, 7]．

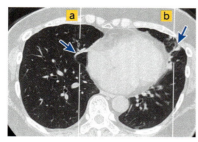
単純CT水平断像

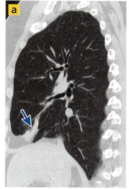
単純CT右肺中葉矢状断像

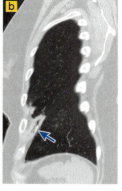
単純CT左肺舌区矢状断像

図3-32 索状影（→）の例
左端の画像の a ， b の面で撮像した矢状断像を示す

⑬ 荷重部高吸収域

　肺実質が自分の重さでわずかにつぶれ，荷重部位が淡い高吸収をきたした陰影を荷重部高吸収域（dependent opacity）とよぶ．吸気不十分な場合にしばしば観察される．仰臥位で背側に観察され，腹臥位にすると消失する[3]．

> **レポート記載例　荷重部高吸収域**
>
>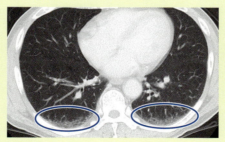
> 単純CT
>
> 40歳台男性，健康診断．
> 〔所見〕両肺下葉背側胸膜下に淡い濃度上昇を認め（○），荷重部高吸収域と考えます．
> 〔Impression〕No remarkable findings.

⑭ 胸水貯留＋受動無気肺

　　胸水が大量に貯留すると肺が圧排され，部分的に虚脱し無気肺を呈する．このような状態を受動無気肺（passive atelectasis）という[7]．コンソリデーションに内在する肺炎や腫瘤は評価困難なことが多い．

レポート記載例　胸水貯留＋受動無気肺

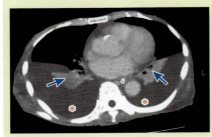
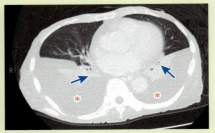

造影CT軟部条件　　　　　　　　造影CT肺野条件

70歳台男性，呼吸不全．
- **所見** 両側に大量の胸水貯留を認め（*），両肺下葉は受動無気肺を呈しています（→）．
- **Impression** 両側胸水貯留＋受動無気肺．

⑮ 肺野低吸収域

　　正常の肺野より黒く描出される領域（肺野低吸収域：low attenuation area）は，X線の透過性が亢進しており，「低吸収域」「透亮像」「透過性亢進」などと表現される[1,3]．肺気腫，ブラ，肺嚢胞，空洞性病変などが含まれる．

A）肺気腫とブラ

　　肺気腫（emphysema）は，多発，小さい，スポット状，小葉中心性の透過性亢進を示す．通常は上葉優位に存在し，基本的には**壁が薄いのでCTでは見えない**[3]．形態による分類があるが，初学者は「両肺上葉優位に気腫性変化を認めます」で十分であろう．

　　ブラ（bulla）は1cm以上の気腫性病変で厚さ1mm未満の壁を有する．胸膜下にみられることが多い[3]．肺気腫と合併することが多い．

88　　CT読影レポート、この画像どう書く？

> **レポート記載例**　**肺気腫とブラ**

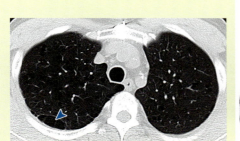
単純CT水平断像

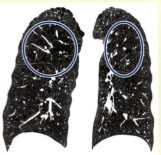
単純CT冠状断像

60歳台男性，咳嗽．
所見　両肺上葉優位に気腫性変化を認めます（◯）．右肺上葉にブラあり（▶）．
Impression　肺気腫．

B）肺嚢胞

　肺嚢胞（lung cyst）は周囲と明確に分離され，直径1cm以上の円形で，**薄い壁を有する**病変のこと．肺尖部以外，あるいはより内層に存在するものに対して使用されることが多い[7]．また，複数（多数）の嚢胞がみられる場合は嚢胞性肺疾患が疑われ，鑑別にはLangerhans細胞組織球症，リンパ脈管筋腫症，Birt-Hogg-Dubé病などがあがる[5]．

> **レポート記載例**　**肺嚢胞**

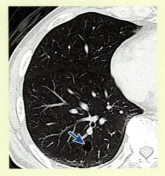
単純CT

40歳台男性，健康診断．

所見 右肺下葉に肺嚢胞を認めます（→）．

Impression 肺嚢胞．

⑯ 空洞性病変

　空洞性病変（cavity）とは肺嚢胞より厚く**1mm以上の不規則な壁をもつ空気を満たした病変のこと**[7]．さまざまな疾患が空洞性病変を呈する．

A）不整な厚い壁を有する空洞性病変

　肺癌や結核/非結核性抗酸菌症では不整な厚い壁を有する空洞性病変を形成することがある[5]．

レポート記載例 空洞を有する癌

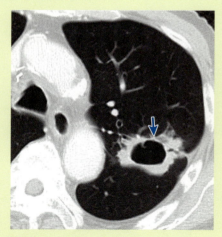

単純CT

70歳台男性，胸部異常陰影．

所見 左肺上葉S1＋2に51mm大の腫瘤影（または浸潤影）を認め，内部に空洞を伴っています（→）．原発性肺癌を疑います．

Impression 肺癌疑い．

B）多発する空洞性病変

真菌症，転移性腫瘍，敗血症性肺塞栓症などでは多発する空洞性病変を呈することがある[5]．

レポート記載例　空洞を有する多発肺転移

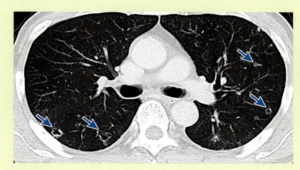

造影CT

60歳台男性，膵癌経過観察．

所見　両肺野に大小の空洞性病変を多数認め（→），一部前回より軽度増大しています．多発肺転移を疑います．

Impression　多発肺転移疑い．

C) 空洞＋内部の軟部濃度

　非結核性抗酸菌症や陳旧性結核で形成された大きな空洞内にアスペルギルスの菌球が形成されることがある．空洞内に菌球を含むと，空気が菌球の腹側を覆い，空洞の内縁を三日月状に形どる（＝air crescent sign）（図3-33）[3]．

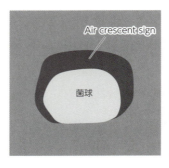

図3-33　Air crescent sign のイメージ図

空洞の中に後壁に接した菌球があり，菌球の腹側に沿って空気が三日月状に細長く存在しているイメージである

レポート記載例　非結核性抗酸菌症による空洞形成＋菌球型アスペルギルス症

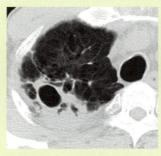

空洞性病変（1年前の単純CT）

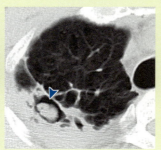

今回の単純CT

80歳台女性，慢性咳嗽，非結核性抗酸菌症で経過観察中．

所見　右肺尖部に空洞形成を認め，1年前のCTと比較して内部に円形の軟部組織が出現しており，腹側には三日月状の低吸収域（air crescent sign）がみられます（▶）．非結核性抗酸菌症による空洞形成＋菌球型アスペルギルス症を疑います．

Impression　非結核性抗酸菌症による空洞形成＋菌球型アスペルギルス症疑い．

⑰ 急性，両側性，非区域性，すりガラス影

　急性の症状で，両側性，非区域性，すりガラス影を認めたら，急性間質性肺炎，びまん性肺胞障害（diffuse alveolar damage：DAD），薬剤性肺炎，ニューモシスチス肺炎，サイトメガロウイルス肺炎，過敏性肺臓炎，膠原病肺，肺胞出血などの疾患が鑑別にあがる．初学者は画像でこれらのうちどれなのかを的確に判断するのは困難なので，読影レポートでは臨床的に矛盾しなさそうな鑑別診断をいくつかあげるに留めるとよい．また，びまん性あるいは多発斑状すりガラス影に**牽引性気管支拡張を伴っている場合**には緊急の治療を要するびまん性肺胞障害（DAD）の可能性があるので担当医にその旨を伝える必要がある．

レポート記載例　ニューモシスチス肺炎

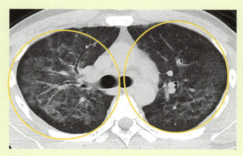

単純CT

40歳台男性（免疫不全状態）．労作時呼吸困難．
所見　両側上肺野優位に非区域性，不均一なすりガラス影（◎）を認めます．免疫不全状態であり，ニューモシスチス肺炎やサイトメガロ感染症が鑑別にあがります．
Impression　ニューモシスチス肺炎疑い．
（その後，臨床的にニューモシスチス肺炎と診断された）

3章　胸部

2. 肺動静脈

基礎知識

主な肺動静脈の名称を図3-34に示す[1].

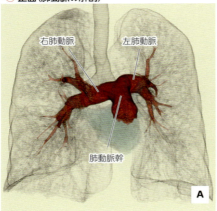
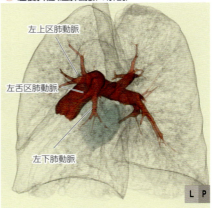
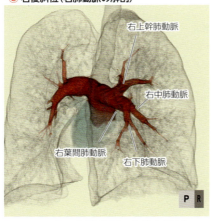
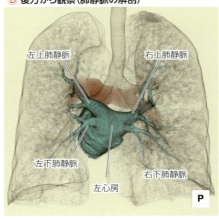

図3-34　主な肺動静脈の名称と解剖
ダイナミックCTから作成した肺と肺動静脈の3D再構成画像

異常所見

① 肺動脈拡張

肺動脈幹の径の正常上限は30mmである[3]．**上行大動脈よりも太くなっている**ことが肺動脈幹の拡張を疑うきっかけとなる．肺動脈幹の拡張は，肺高血圧症，肺動脈血栓塞栓症，特発性肺動脈拡張症などでみられることがある[3]．

> **レポート記載例**　肺動脈拡張
>
>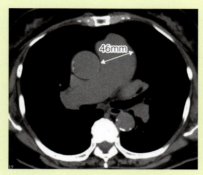
>
> 単純CT
>
> 70歳台女性，心不全．
> **所見** 肺動脈幹は横径46mmと拡張しています．
> **Impression** 肺動脈拡張．鑑別診断として，肺動脈高血圧症，特発性肺動脈拡張症，慢性肺動脈血栓塞栓症が挙がります．

② 肺動脈内の造影不良域

造影CTで肺動脈内に造影不良域を認める場合には肺動脈血栓塞栓症（pulmonary thromboembolism：PTE）を疑う．肺動脈が広範に塞栓され，かつ右心系の拡大が出現した場合，右心負荷が疑われ，緊急の治療を要する．

肺動脈血栓塞栓症は深部静脈血栓症（deep venous thrombosis：DVT）（図3-35）が原因であることが多く，特に下腿のヒラメ筋静脈内に血栓が生じることが多い．

ⓐ 造影剤の流れ込んだ深部静脈　ⓑ 血栓が充満した深部静脈

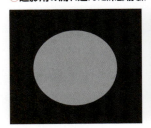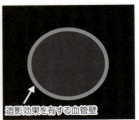

造影効果を有する血管壁

図 3-35　DVTのイメージ図
ⓐに示す異常のない深部静脈は血管壁および内腔に造影増強効果が見られる一方で，ⓑの血栓が充満した深部静脈は血管壁のみが造影増強効果を示すためリング状に見える

> **レポート記載例**　肺動脈血栓塞栓症と深部静脈血栓症

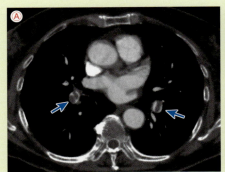

ダイナミック CT 水平断像

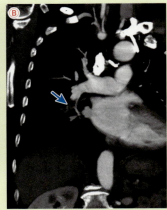

ダイナミック CT 冠状断像

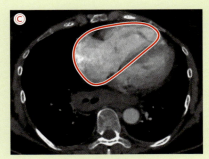

ダイナミック CT 水平断像

96　CT読影レポート、この画像どう書く？

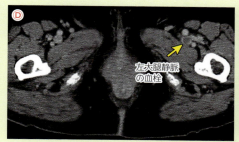
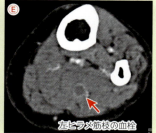

ダイナミック CT 遅延相（左大腿静脈のレベル）　　ダイナミック CT 水平断像
　　　　　　　　　　　　　　　　　　　　　　　　　（左下腿のレベル）

50歳台女性，夜行バスから降りた直後の胸痛．

所見　両側下肺動脈に造影不良域（➡）を認め，肺動脈血栓塞栓症と考えます．右心系拡大（○）がみられ，右心負荷が示唆されます．
左大腿静脈や左下腿ヒラメ筋静脈は対側より軽度拡張して，内部に造影不良域（➡，➡）を認め，深部静脈血栓症と考えます．

Impression　肺動脈血栓塞栓症＋深部静脈血栓症，右心負荷の疑い．

3章の参考文献

1) 「胸部のCT 第3版」（村田喜代史，他/編），メディカル・サイエンス・インターナショナル，2011
2) 「肺HRCTエッセンシャルズ」（髙橋雅士/訳），メディカル・サイエンス・インターナショナル，2014
3) 「肺HRCT 原著5版」（西村直樹/監修，松迫正樹，仁多寅彦/監訳），丸善出版，2016
4) 「臨床医が知っておきたい呼吸器病理の見かたのコツ」（河端美則，他/編），羊土社，20155)
5) 「胸部のCT 第4版」（村田喜代史，他/編），メディカル・サイエンス・インターナショナル，2018
6) 「臨床・病理 肺癌取扱い規約 第8版」（日本肺癌学会/編），金原出版，2017
7) 「新 胸部画像診断の勘ドコロ」（髙橋雅士/編），メジカルビュー社，2014

4章　腹膜，肝胆膵脾

1. 腹膜腔と腹膜外腔

① 腹膜腔と腹膜外腔について

　　　横隔膜より下方で腹部の筋層（腹壁）に囲まれた腔を「腹腔」（abdominal cavity）とよぶ．前寄りには腹膜に覆われた「腹膜腔」（peritoneal cavity）があり，腹膜の外側を「腹膜外腔」（extraperitoneal space）とよぶ．腹膜腔に突出する臓器は腹膜臓器（peritoneal organ）とよばれる（図4-1）[1]．

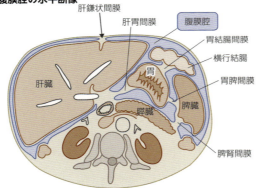

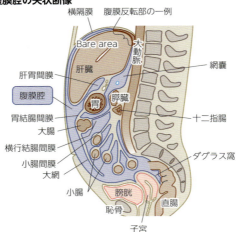

図4-1　腹膜と間膜

A）腹膜腔

● 腹膜と間膜

　腹腔の前寄りに存在する「腹膜腔」では，腹壁の内面は壁側腹膜に覆われている．肝臓や脾臓などの腹膜臓器は腹膜腔内へ大きく突出しており臓側腹膜に覆われる．腹膜臓器が腹膜外腔に付着するところでは臓側腹膜と壁側腹膜が折り返りを形成しており，腹膜反転部と呼ばれる．また，臓器と臓器の間や，臓器と腹膜外腔との間には，腹膜が2枚合わさった間膜が形成される（図4-1）．

　壁側腹膜，臓側腹膜，間膜はすべてつながっており，複雑な形をしているが，一つの袋を形成している．これらの膜によって形成される袋の内腔が「腹膜腔」であり，常に少量の腹水を含む．この腹膜腔に腹水が溜まると**腹水貯留**となり，空気が溜まると**腹腔内遊離ガス**とよばれる．ただし，読影レポートを書く際には前述の腹膜腔という言葉はあまり使用されず，腹膜腔内のことを「腹腔内」と記載することが多い．レポートの意味が問題なく伝わることが大事であり，筆者はあまり気にしていない．

● 消化管の間膜

　胃，小腸，横行結腸，S状結腸は腹膜腔側へ突出し，臓側腹膜に包まれている．十二指腸の下行脚から上行部は後腹膜を走行するため，基本的に腹膜には覆われない．上行結腸と下行結腸は後腹膜へ固定されており，前壁は腹膜に覆われるが，後壁は後腹膜に存在し，腹膜に覆われない[1]．

　胃周囲には複数の間膜が存在し，小網（肝胃間膜＋肝十二指腸間膜），胃結腸間膜，胃脾間膜は特に重要である（図4-2）．**一般的に腫瘍や炎症がこれらの間膜を通って進展するため**，読影するうえで重要である[2]．腹膜自体は薄いため，通常CTで描出することはできないが，間膜内を走行する血管構造から周囲に腹膜や間膜の存在を推測することが可能であり，また，腹水が貯留すると間膜の存在が認識され得る．間膜の内部を走行する脈管とセットで覚えるとよい（表4-1）．

● 腹膜腔内の陥凹

　腹膜腔には複数の陥凹が存在し，肝臓の右後方のモリソン窩，膀胱の後方で直腸の前方にある直腸膀胱窩（女性では直腸子宮窩＝ダグラス窩），上行結腸周囲の右傍結腸溝，下行結腸周囲の左傍結腸溝などがあげられる．胎生期において，背側の胃間膜の発達と胃の軸転によって，胃の背側に網嚢という大きな凹みが形成され，その狭い入り口は網嚢孔（Winslow孔）である[2]．

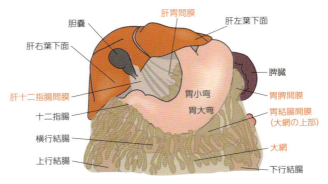

図4-2 胃周囲の間膜

表4-1 間膜の内部を走行する脈管

間膜名	内部を走行する主な脈管
肝胃間膜	左胃動静脈
肝十二指腸間膜	門脈,固有肝動脈,総胆管,右胃動静脈
胃結腸間膜	左胃大網動静脈,右胃大網動静脈
胃脾間膜	短胃動静脈
横行結腸間膜	中結腸動静脈
大網	大網動静脈

B) 腹膜外腔

　腹膜の外にある腔は「腹膜外腔」とよばれ,「後腹膜腔」,「腹膜下腔」,「腹膜前腔」がある(図4-3 Ⓑ).「**後腹膜腔**」(retroperitoneal space)は腹膜腔の後方に存在し,膵臓や腎臓を含む.「**腹膜下腔**」(subperitoneal space)は腹膜腔の下方にあり,子宮,膀胱,直腸下部を含む.「**腹膜前腔**」(properitoneal space)は腹膜腔の前方にあり,臓器は含まれない.腹膜外腔は場所によって名称が分かれているものの全体に連続しており,血管,神経,筋膜,靱帯などが走行し,それらの間隙には脂肪組織が充満している.

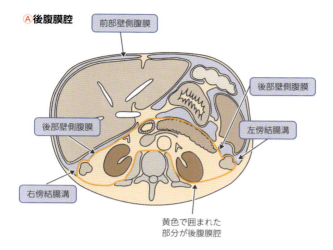
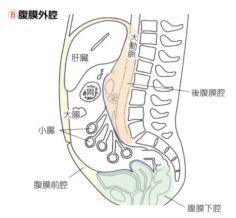

図4-3 後腹膜腔と腹膜外腔

● 後腹膜腔

　後部壁側腹膜と腹壁筋の内張りである横筋筋膜の間の腔．後腹膜腔はさらに3つのスペースに分けられており，それぞれanterior pararenal space（前傍腎腔または前腎傍腔），perirenal space（腎周囲腔），posterior pararenal space（後傍腎腔または後腎傍腔）とよばれる（図4-4）．

[前傍腎腔または前腎傍腔]

　後部壁側腹膜より背側で前腎筋膜（Gerota筋膜）より腹側の腔．膵臓や上行/下行結腸を含む．

　ちなみにanterior pararenal spaceをそのまま直訳すると前傍腎腔であり，昔

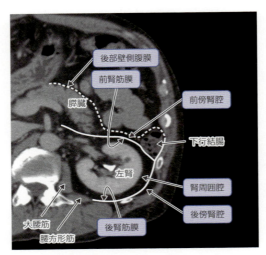

図4-4 後腹膜腔の3つのコンパートメント
造影CT

の教科書ではおおむねそのように記載されているが，最近では前腎傍腔という記載もよく見る[3]．

[腎周囲腔]
　腎被膜の周囲で前腎筋膜と後腎筋膜の間の腔．腎臓とまわりの脂肪組織を含む〔前腎筋膜はGerota筋膜で後腎筋膜はZuckerkandl（ツッカーカンドル）筋膜であるが，実際にはまとめてGerota筋膜とよばれている〕．

[後傍腎腔または後腎傍腔]
　後腎筋膜より背側で横筋筋膜より腹側の腔．臓器は含まれない．

2. 肝臓

基礎知識

① 肝臓の解剖

「原発性肝癌取扱い規約」に肝臓の解剖の詳細が書いてあるので,必ず一度は参照するべきである[4]).

肝臓は動脈と門脈により血液の供給を受ける.肝門部では,肝動脈,門脈,胆管はplate systemとよばれる厚い結合組織で覆われており,このplate systemは肝内でグリソン鞘になだらかに連続する.一方で肝静脈は単独で走行し,主に右肝静脈,中肝静脈,左肝静脈がある.

② 肝区域

Healey & Schroy分類で左葉(外側区域,内側区域,尾状葉),右葉(前区域,後区域)に分けられ,Couinaud(クイノー)の区域分類によってS1からS8までの8個の亜区域(Subsegment,以下S)に分けられる.肝臓を下から観察するとS1からS7までが反時計回りに並んでいる(図4-5)[4]).S8だけはS5,S6の上にあるので尾側からは見えない.Couinaudの区域分類で重要なのは,**肝臓の区分は門脈の血行支配によって分けられている点**である.各亜区域の中央

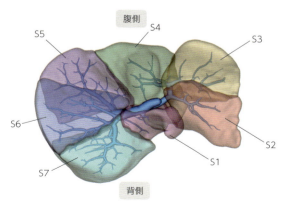

図4-5 Couinaudの区域分類(尾側から観察)

を門脈が走行し，区域の境界を肝静脈が走行する．ただし尾状葉だけは細い門脈が複数流入する独立した構造を有している．

「原発性肝癌取扱い規約第6版」では以下のように亜区域が決められている (表4-2, 図4-6).

表4-2　肝葉と肝区域

左葉	尾状葉：肝門部背側に位置し，下大静脈に接する葉＝S1 外側区域：肝鎌状間膜から左側の区域 　　　　　S2：外側区域で左肝静脈主幹より背側 　　　　　S3：外側区域で左肝静脈主幹より腹側 内側区域：肝鎌状間膜とRex-Cantlie線の間の区域＝S4
右葉	前区域：Rex-Cantlie線と右肝静脈主幹の間の区域 　　　　S5：前区域枝Glisson主分岐より尾側の領域 　　　　S8：前区域枝Glisson主分岐より頭側の領域 後区域：右肝静脈主幹より後側の区域 　　　　S6：後区域枝Glisson主分岐より尾側の領域 　　　　S7：後区域枝Glisson主分岐より頭側の領域

文献4より改変して転載

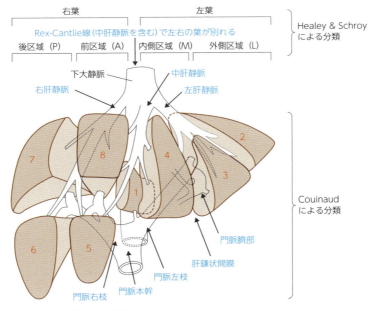

図4-6　肝区域（横隔膜面）
文献4より転載（青字は著者が加筆）

● CTでの亜区域の同定

　3本の肝静脈が観察できる肝上部や，肝鎌状間膜が描出されるレベルでは，亜区域の判断は比較的容易である．

- S2とS3の境界の目安は左肝静脈（図4-7）
- S4と右葉の境界の目安はRex–Cantlie線（胆嚢窩と中肝静脈を含む）
- S8とS7境界の目安は右肝静脈主幹部
- 左葉内側区（S4）と外側区（S2, S3）の境界は肝鎌状間膜，門脈臍部である（図4-8）

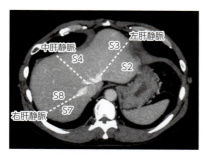

図4-7　肝静脈と各区域の関係
造影CT

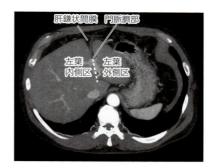

図4-8　左葉外側区と内側区の境界
造影CT

　肝右葉下部のレベルでは肝静脈が枝分かれしてしまい亜区域を分けるよい指標がない．S5とS6を区別するためにはthin sliceで**門脈の走行を追跡**するとよい．以下，門脈の同定について述べる．

③ 門脈の同定

　上腸間膜静脈や脾静脈が合流して門脈本幹となる．門脈本幹は肝門部で**右枝と左枝**（門脈1次分枝）に別れる（図4-9，4-10）．

　門脈本幹から分岐する門脈左枝が肝鎌状間膜の部分を腹側へ走行し，**門脈臍部**（門脈2次分枝）を形成する．臍部から分岐するP2, P3, P4を同定する（図4-11）．

　門脈本幹から右へ分岐し水平に走行する右枝を同定し，次に前区域枝と後区域枝（門脈2次分枝）を同定する（図4-12）．

　前区域枝から頭側へ分岐するのがP8で，尾側へ分岐するのがP5，後区域枝

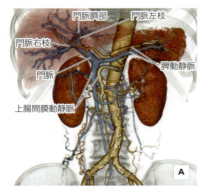

図4-9 ダイナミックCTから作成した動脈と門脈系の3D再構成画像

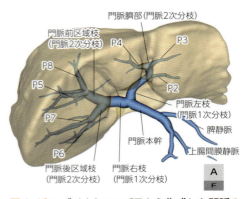

図4-10 ダイナミックCTから作成した門脈の3D再構成画像

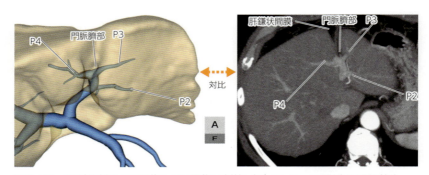

図4-11 門脈臍部の3D画像とCT画像の対比（ダイナミック門脈CT門脈相）

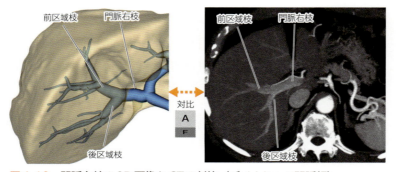

図4-12 門脈右枝の3D画像とCTの対比（ダイナミック門脈相）

から頭側へ分岐するのがP7，尾側へ分岐するのがP6である．P8がやや背側まで分布，S6はやや腹側まで分布することが多く，その場合，前区域と後区域の境界は体軸方向と斜めとなる（図4-13）．

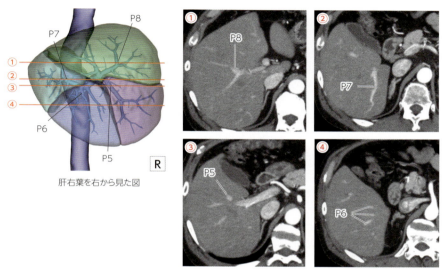

図4-13 門脈と各区域の対比
肝右葉の門脈の3D再構成画像と①〜④の面で撮影したダイナミックCT（門脈相）を示す

④ 尾状葉

尾状葉は特殊で，門脈本幹または一次分岐から細い門脈が複数流入するため，CTで尾状葉の境界は判断困難である[5]．筆者は，少なくとも門脈右枝の前区域と後区域の分岐部付近までは尾状葉と考えている（図4-14）．実際にはS1/8，S1/5，S1/7，S1/6などの記載をすることも多い．

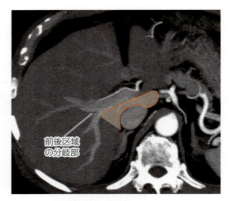

図 4-14　尾状葉の境界のイメージ

異常所見

① 肝内胆管拡張

　　肝内胆管は，**内壁と内壁の距離が 2mm 以上**で拡張と判断する（図 4-15）[6]．胆管が拡張している場合は，肝内胆管結石，総胆管結石，胆道系の悪性腫瘍といった閉塞機転を念頭に読影することが重要である．また，胆管炎でも肝内胆管が拡張することが多く，その場合には胆管壁の増強効果が目立ってくる．

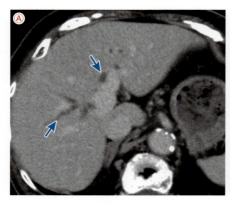 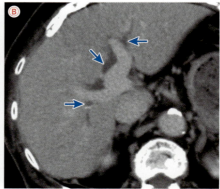

図 4-15　肝内胆管拡張（造影 CT）
拡張した胆管（→）

肝内胆管拡張がある場合には，thin sliceにて肝門部方向へ胆管を追跡し，どこで不明瞭化するか，途絶するのかをチェックする．胆摘後などで閉塞機転が指摘できないにもかかわらず肝内胆管が軽度拡張する場合も頻繁にみられる[7]．

　また，左右の肝内胆管が肝門部で閉塞して末梢側が拡張した状態で，左右の胆管の交通が確認できなくなった場合は**「胆管の泣き別れ」**と表現される．肝門部胆管癌などの悪性腫瘍が強く示唆される所見である．

レポート記載例　肝門部胆管癌

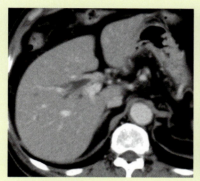
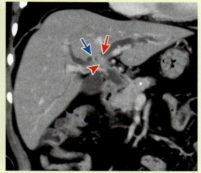

造影CT水平断像　　　　　造影CT冠状断像

50歳台男性，黄疸精査．

所見　肝両葉の肝内胆管の拡張を認め，肝門部で閉塞し"泣き別れ状態"となっています（右肝管閉塞部：→，左肝管閉塞部：→）．肝門部に35mm大の造影増強効果を有する腫瘤性病変（▶）を認め，肝門部胆管癌を疑います．

Impression　肝門部胆管癌の疑い．

② Peri-portal collar

　胆管拡張がないにもかかわらず，胆管周囲に沿ってみられる帯状の低吸収域をperi-portal collarとよぶ．胆管拡張が**門脈の片側に観察**されるのに比して，peri-portal collarは**門脈の全周性に低吸収域を示す**ことが重要．

　肝炎，胆管炎，うっ血肝などが代表的．その他，さまざまな原因でperi-portal collarを呈しうる．肝炎では肝実質の濃度が低下し，胆嚢壁が浮腫性に肥厚することが多い．また，胆管炎では胆管の軽度拡張と胆管壁に沿った増強効果が

あれば，より強く疑うことができる．また，うっ血肝では右心系拡大，心嚢液貯留，胆嚢壁浮腫性肥厚などがみられる．

レポート記載例　うっ血肝

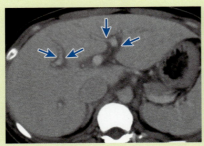
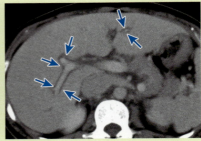

造影CT　　　　　　　　　　　造影CT

60歳台女性，心不全．
所見　肝実質は門脈周囲に沿って低吸収で，"peri-portal collar"の所見を呈しています（→）．うっ血肝による変化として矛盾しません．
Impression　うっ血肝として矛盾しません．

③ 胆道気腫と門脈内ガス

● 胆道気腫

　胆道内に空気がみられることを胆道気腫（pneumobilia）という．胆汁は肝門部へ向かって流れており，画像上は肝門部寄りにみられ，辺縁は丸いことが多い（図4-16）．内視鏡的乳頭切開術後や胆管空腸吻合術後などに出現する．

● 門脈内ガス

　門脈内にガスがみられることを門脈内ガスという．門脈血は末梢へ向かって流れており，画像上は肝臓腹側辺縁寄りを中心としてみられ，辺縁は鋭く尖っていることが多い[5, 8]（図4-16）．特発性に出現することもあるが，**腸管壊死に伴って出現することがあるので注意が必要**である．

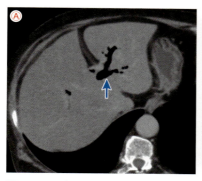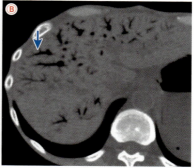

図4-16 所見の例：胆道気腫（Ⓐ）と門脈内ガス（Ⓑ）の比較
Ⓐ70歳台女性，内視鏡的乳頭切開術後．造影CT．Ⓑ60歳台男性，腹痛（後に，手術で腸管壊死が確認された）．単純CT

④ 肝実質の濃度低下

　　　肝実質の濃度が低下する原因として一番多いのが，脂肪肝である．肝実質のびまん性の濃度低下は肝内の脈管と肝実質の濃度差で判断するとよい（レポート記載例参照）．正常な肝臓組織は50〜70HU程度の濃度を呈し，門脈や肝静脈の内部は血液が流れており，40±5HUを呈する．肝内を走行する脈管構造が低吸収域として描出されない場合には肝臓実質の脂肪沈着を第一に考える．肝臓と脈管のコントラストがない場合は軽度脂肪肝，肝実質が脈管より低吸収を示すと中等度以上の脂肪肝である．また，「**肝と脾のCT値を比較し，肝臓の方が低いとき**」や「**肝実質のCT値が40HU以下**」では脂肪肝を考慮する[8, 9]．

レポート記載例　脂肪肝

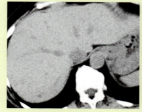 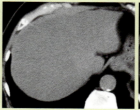 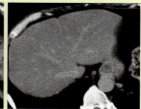

正常肝（単純CT）　　　軽度〜中等度の脂肪肝（単純CT）　　　中等度〜高度な脂肪肝（単純CT）

左図：脂肪肝なし

中央の図：50歳台男性，健康診断．
所見 肝実質の濃度がびまん性に低下しており，軽度から中等度の脂肪肝が疑われます．
Impression 脂肪肝．

右図：60歳台女性，健康診断．
所見 肝実質の濃度がびまん性に低下しており，中等度から高度の脂肪肝が疑われます．
Impression 脂肪肝．

⑤ 肝腫大

　肝臓の大きさが頭尾側方向に15.5cmを超える場合，右葉の下極が右腎下極より尾側へ達している場合，肝の辺縁が丸く変形している場合に肝腫大を考慮するが，**肝腫大は，年齢，体格，その他の病態なども併せて総合的に判断**する[10]．頭尾側方向の距離の計測法は，肝上縁と下縁のスライスの高さを確認して，その差を頭尾側方向の距離とするとよい．

　肝腫大の原因は，急性肝炎，悪性腫瘍のびまん性肝浸潤，脂肪肝やアミロイドーシスなどの沈着症，うっ血肝，多血症や骨髄線維症など多岐にわたる．

レポート記載例　急性肝炎

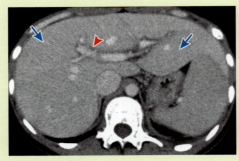

造影CT水平断像

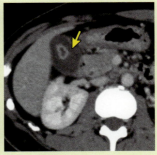

造影CT水平断像

40歳台女性，肝機能障害．
所見 肝臓は両葉ともに腫大（→）しており，peri-portal collarの所見（▶）もみられます．胆嚢壁は浮腫性に肥厚（）しています．急性肝炎を疑います．
Impression 急性肝炎疑い．

⑥ 尾状葉と外側区域の腫大，肝縁の鈍化，肝表の凹凸

　尾状葉と外側区域が腫大して，後区域が萎縮する場合や肝縁が鈍化している場合には慢性肝障害を疑う．肝縁の鈍化は外側区域の矢状断で判断する．

　尾状葉や外側区域の腫大に加えて，肝表の凹凸不整がある場合には肝硬変を疑う．肝表の凹凸不整を確認するには，外側区域表面を目安にするとよい[5]．

レポート記載例　異常のない肝臓

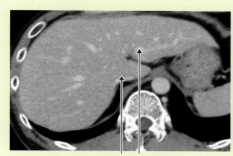
尾状葉および外側区に腫大なし
造影CT水平断像

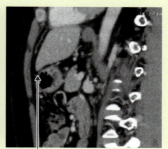
肝縁の鈍化なし
造影CT矢状断像

40歳台男性．

所見 肝に明らかな異常所見を認めません．

レポート記載例　慢性肝障害

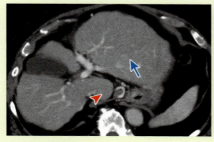
造影CT水平断像

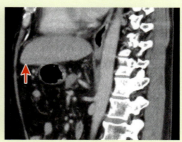
造影CT矢状断像

60歳台女性，C型肝炎経過観察．

所見 肝外側区域（→）と尾状葉の腫大（▶）と肝縁の鈍化（→）を認め，慢性肝障害を疑います．
Impression 慢性肝障害．

レポート記載例　肝硬変

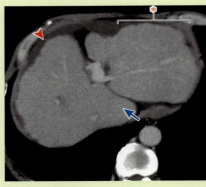
造影CT水平断像

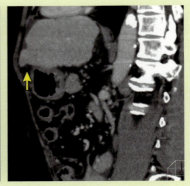
造影CT矢状断像

60歳台男性，アルコール性肝硬変．
所見 肝外側区域と尾状葉の腫大（→）と肝縁鈍化（→）を認め，肝表の凹凸不整（＊）も伴っています．肝硬変として矛盾しません．肝表に沿って少量の腹水貯留を認めます（▶）．
Impression 肝硬変．

⑦ 肝臓の腫瘍性病変

A) 肝嚢胞

単純CTで10HU程度の水濃度を示す境界明瞭な腫瘤があれば，嚢胞と考えてよい．造影後はどのタイミングでも造影増強効果を示さない．また，小さな嚢胞はpartial volume effectにより境界が不明瞭で嚢胞と断定できない場合があり，悪性腫瘍の術前には超音波検査も考慮するべきである．

> **レポート記載例　肝嚢胞**
>
>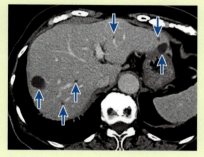
>
> 造影CT
>
> 80歳台女性，大腸癌術前．
> **所見** 肝両葉に境界明瞭な低吸収域を複数認め（→），いずれも嚢胞と考えますが，小さい病変に関しては質的診断困難です．超音波検査でもご確認ください．
> **Impression** 肝嚢胞疑い．

B) 海綿状血管腫

典型的な海綿状血管腫の内部は血液が貯留する腔なので，単純CTで内部が下大静脈の血液と同じような濃度を示す．造影早期相では，辺縁に点状または地図状または綿花様濃染を示す．造影後遅延相では，やはり下大静脈と同じような高吸収を示す．

| レポート記載例 | 海綿状血管腫 |

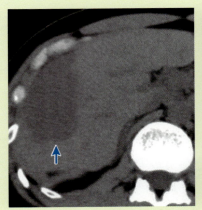

単純CT

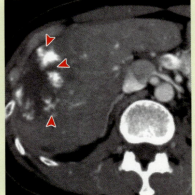

ダイナミックCT早期相

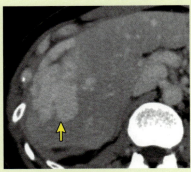

ダイナミックCT遅延相

40歳台男性，健康診断で肝腫瘤を指摘された（➡）．

所見 肝右葉前区域に7cm大の低吸収腫瘤を認め，造影後早期相では辺縁に綿花様濃染を示し（▶），遅延相では全体に遅延性の増強効果（➡）を示しています．海綿状血管腫と考えます．

Impression 肝海綿状血管腫．

C）肝細胞癌

典型的な肝細胞癌（hepatocellular carcinoma：HCC）は**早期相で腫瘍内部にモザイク状の濃染**を示し，**遅延相で造影剤の洗い出し"washout"**を呈する

116　CT読影レポート、この画像どう書く？

(wash outは動詞，washoutは名詞なので読影レポートではwashoutがよく使用される)．また，**HCCは被膜様構造を有する**ことが多い．

高分化HCCは**早期相の増強効果は弱く，遅延相で淡い増強効果**を示すことが多い．**脂肪変性**を含むことも多い．

レポート記載例　肝細胞癌

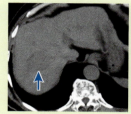
単純CT

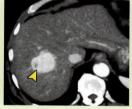
ダイナミックCT 早期相

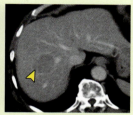
ダイナミックCT 遅延相

70歳台男性，C型肝炎の経過観察中．

所見 肝右葉に3cm大の低吸収腫瘤を認め（→），早期濃染とwashout（▷）を呈しています．腫瘤は被膜様構造を有しており，肝細胞癌と考えます．

Impression 肝細胞癌．

レポート記載例　高分化肝細胞癌

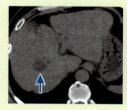
単純CT

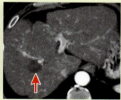
ダイナミックCT 早期相

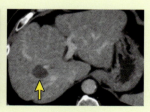
ダイナミックCT 遅延相

60歳台男性，C型肝炎経過観察中．

所見 肝右葉前区域に25mm大の低吸収腫瘤（→）を認め，内部に－30HU程度の脂肪を含みます．早期相から遅延相にかけて遷延性の淡い増強効果（→，▷）を示し，被膜様構造を有しています．高分化肝細胞癌を疑います．

Impression 高分化肝細胞癌疑い．

D) 肝転移

乏血性腫瘍は単純CTでは低吸収で，遅延相ではリング状の淡い造影増強効果を呈する．転移性腫瘍は単純CTで明瞭でも，造影CTでは不明瞭となることがあるので注意が必要である．

レポート記載例　多発肝転移

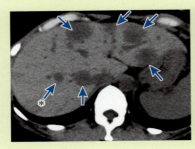
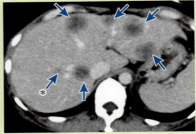

単純CT　　　　　　　　造影CT

60歳台男性，膵臓癌術後経過観察．

所見 肝両葉に2.5cm大までの低吸収腫瘤が出現しており，リング状の淡い造影増強効果を呈しています（→）．多発肝転移と考えます．

Impression 多発肝転移．

（＊の病変は単純CTでは明瞭だが，造影後はやや不明瞭となっている）

4章 腹膜，肝胆膵脾

3. 胆嚢と胆管

基礎知識

① 解剖

　　胆嚢の底部の頂点から胆嚢管移行部までの長軸を三等分し，底部，体部，頚部とする（図4-17Ⓐ）．胆嚢頚部から胆嚢管を介して総胆管へつながる[4]．

　　肝内胆管と肝外胆管の境界は，「肝癌取扱い規約第6版」と「胆道癌取扱い規約第6版」で定義が異なるため，疾患に応じて適宜それぞれの取扱い規約に従ってレポートに記載する．

　　肝外胆管は左右肝管合流部下縁から十二指腸壁に貫入するまでを二等分し，肝側を近位胆管，十二指腸側を遠位胆管とよぶ（図4-17Ⓑ）．その二等分点は原則として胆嚢管合流部で判断する[4]．

　　単純CTでは，胆嚢や胆管の内部は水に近い濃度を呈する．点滴静注胆嚢胆管

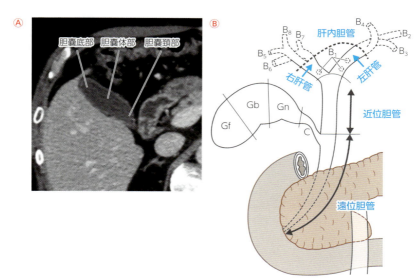

図4-17　正常胆嚢の造影CT（Ⓐ）と胆嚢および肝外胆管の解剖（Ⓑ）
Gf：胆嚢底部，Gb：胆嚢体部，Gn：胆嚢頚部，C：胆嚢管．Ⓑは文献4から転載（青字は筆者が加筆）

119

造影CT検査（drip infusion cholangiography CT：DIC-CT）では，ビリスコピンという胆道系に排泄される造影剤を点滴静注し，30分後にCTを撮影することで胆管や胆嚢内が高吸収を示す（図4-18）．胆石や胆泥（sludgeあるいはdebris）があると陰影欠損を呈する．

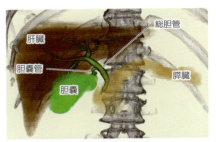

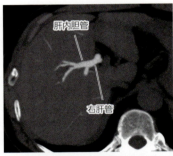

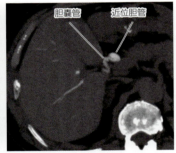

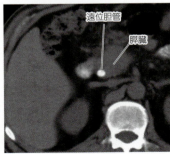

図4-18　胆管（点滴静注胆嚢胆管造影CT検査）

異常所見

① 胆嚢腫大

　　空腹時の胆嚢は長径7〜10cmで最も広い部位の横径が2.5cm程度で食後は収縮する[11]．胆嚢頚部に胆石が嵌頓したり，遠位胆管に結石や腫瘍などの閉塞機転が存在したりすると，胆嚢が腫大する．横径5cmを超えると腫大という記載もあるが[12]，実際には胆嚢全体に**緊満感がある場合に胆嚢腫大**と判断する（図4-19）．

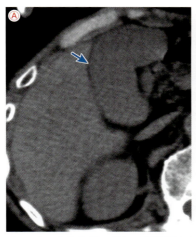
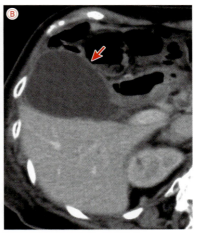

図4-19　病的意義の乏しい胆嚢腫大と緊満感のある腫大の比較
Ⓐ単純CT水平断像，50歳台男性，無症状．Ⓑ造影CT水平断像，70歳台女性，右上腹部痛．Ⓐの胆嚢は腫大が目立つが緊満感はない（→）．Ⓑの胆嚢は緊満感がある（→）．臨床的に胆嚢炎と診断された

② 胆嚢内の結節性低吸収または高吸収

　　胆嚢結石はコレステロール結石とビリルビンカルシウム結石の頻度が高く，コレステロール結石は脂肪分を含み，低吸収のことが多い．コレステロール結石は胆汁内で浮かぶこともある．低吸収結石はCTで指摘困難なこともあり，CTで胆石が指摘できないからといって胆石がないとは言えず，超音波検査やMRIなどと併せて判断する必要がある．一方で，ビリルビンカルシウム結石は高吸収を示すことが多く，CTで指摘しやすい（図4-20）．

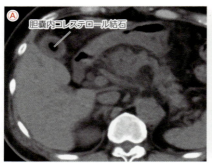 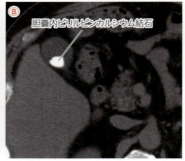

図 4-20　コレステロール結石（Ⓐ）とビリルビンカルシウム結石（Ⓑ）
Ⓐ単純CT．40歳台男性．Ⓑ単純CT．60歳台女性．所見はいずれも「胆石を認めます」

③ 胆嚢内の結節性の造影増強効果

　　　胆嚢壁から内腔へ突出するような結節性病変で造影増強効果を伴う場合には胆嚢ポリープを疑う．**1cm以下では良性病変を疑い経過観察**となるが，**1cmを超えるものや広基性のものは癌を含む可能性がある**ので，精査や治療を考慮する[5]．

> **レポート記載例　胆嚢ポリープ**
>
>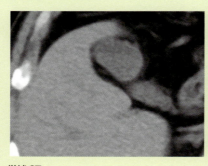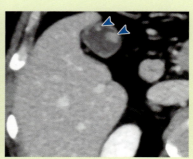
>
> 単純CT　　　　　　　　　　造影CT
>
> 50歳台女性．健康診断で胆嚢ポリープ疑い．
> 　**所見**　胆嚢底部から内腔へ突出するような10mmと3mm大の結節性病変を認め（▶），胆嚢ポリープとして矛盾しない所見です．
> 　**Impression**　胆嚢ポリープ．

④ 胆嚢壁肥厚

　　胆嚢壁の厚さが3mmを超えると壁肥厚と考える．腫瘍による壁肥厚や炎症による壁肥厚，浮腫性壁肥厚などさまざまな形態がある．

A）早期胆嚢癌

　　表面から丘のように隆起している"広基性"の形態，10mm以上，増大傾向の病変は胆嚢癌を考慮する．

> **レポート記載例**　早期胆嚢癌
>
>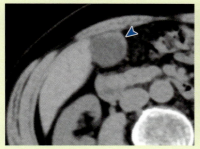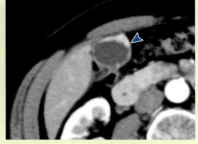
>
> 単純CT　　　　　　　　　　　造影CT
>
> 60歳台男性，健康診断で胆嚢ポリープ疑い．
>
> **所見**　胆嚢底部に14mm×5mm大の広基性壁肥厚を認め（▶），比較的強い造影増強効果を有しています．胆嚢癌の可能性があります．
>
> **Impression**　胆嚢癌の可能性があります．
> （その後，胆嚢摘出術が行われ胆嚢癌であった）

B) 胆嚢腺筋腫症

　　胆嚢腺筋腫症とはRokitansky–Aschoff洞（RAS）の集簇，粘膜の過形成と平滑筋の増生により，胆嚢壁が部分的あるいは全周性に肥厚する病変．胆嚢壁肥厚にRASと思われる小さな低吸収域を伴う場合に胆嚢腺筋腫症を疑う．底部型（限局型），分節型，びまん型に分けられる（図4-21）．

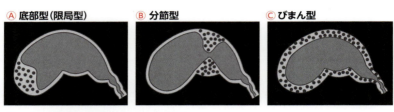

図4-21　胆嚢腺筋腫症のイメージ図

レポート記載例　胆嚢腺筋腫症（底部型）

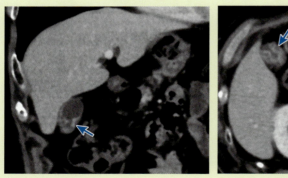

造影CT冠状断像　　　　　　　　　造影CT水平断像

60歳台男性，健康診断で胆嚢底部の壁肥厚を指摘．

所見　胆嚢底部に限局的な壁肥厚を認めます（→）．内部にはRAS様の小さな低吸収域を複数含んでおり，胆嚢腺筋腫症を疑います．超音波検査にて経過観察をお願いします．

Impression　胆嚢腺筋腫症疑い．

C) 胆嚢炎

　胆石が胆嚢頚部へ嵌頓し，胆嚢内圧上昇により炎症を起こすことが多い．胆石の有無に関しては，前述のようにCTで胆石を指摘できないこともあるので，超音波検査も併せて判断する．胆嚢炎は，CT上，胆嚢腫大と緊満，胆嚢壁肥厚がみられる．胆嚢周囲脂肪織濃度上昇がみられることもあるが，こちらは判断が難しいことが多い．胆嚢壁が壊死すると一部増強効果がみられなくなり，穿孔をきたすこともある．

レポート記載例　胆嚢炎

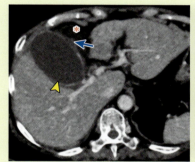 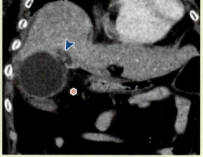

造影CT水平断像　　　　　　　　造影CT冠状断像

60歳台女性，右季肋部痛，Murphy's sign陽性．

所見 胆嚢は緊満しており，壁が不均一に肥厚し（▷），周囲脂肪織濃度上昇（＊）を伴っています．胆嚢炎と考えます．胆嚢壁の一部は増強効果が消失しており（→），壊死性胆嚢炎の可能性があります．また，肝S4胆嚢床に不整形の液体貯留を認め，肝内穿破による膿瘍形成が疑われます（▶）．

Impression 壊死性胆嚢炎＋肝内穿破による膿瘍疑い．

⑤ 総胆管拡張

総胆管径は**内壁から内壁までの距離**を測定する．総胆管径は**通常8mm以下**であるが，高齢者や胆摘後の場合には軽度拡張するため，**径10mmを正常上限**とする[13]．

A) 閉塞性黄疸

総胆管拡張がある場合には，拡張した胆管をVater（ファーター）乳頭部方向へ追跡し，どこで途絶するのかをチェックする．全周性に壁肥厚がみられたら胆管癌を強く疑う．ただし，IgG4関連疾患や膵癌の胆管浸潤の場合もあるので注意すること．また，所見が小さいことが多く，thin sliceで観察することが肝要である．

レポート記載例　遠位胆管癌による閉塞性黄疸

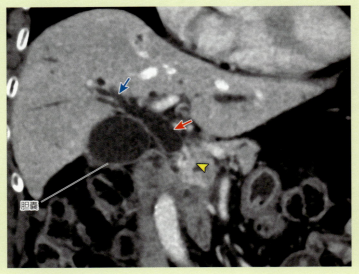

造影CT冠状断像

70歳台男性，黄疸．

所見 肝内胆管（→）から総胆管（→）にかけて拡張を認め，遠位胆管で高度狭窄しています．狭窄部には全周性の壁肥厚を認め，造影増強効果を伴っており，遠位胆管癌を疑います（▷）．

Impression 閉塞性黄疸．遠位胆管癌疑い．

B) 総胆管結石

総胆管拡張の下端に結節状の高吸収域がみられたら総胆管結石と判断する．

レポート記載例　総胆管結石による閉塞性黄疸

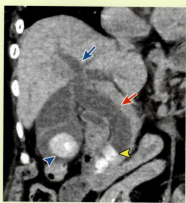
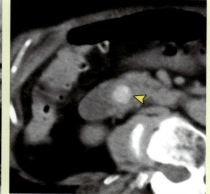

単純CT冠状断像　　　　　　単純CT水平断像

70歳台女性，黄疸．

所見 肝内胆管（→）から総胆管（→）にかけて拡張を認め，遠位胆管で閉塞しています．閉塞部には結節状の高吸収域を複数認め，総胆管結石（▷）と考えます．胆石あり（▶）．

Impression 総胆管結石による閉塞性黄疸．胆石．

C) 閉塞機転のない胆管拡張

　　胆摘後などで閉塞機転が指摘できないにもかかわらず，肝内胆管や総胆管が拡張する場合もある．ただし，CTで指摘できない結石もあるので，臨床的に総胆管結石を疑う場合にはMRIやERCPなどのほかの検査を考慮する．また，胆管が閉塞機転もなく拡張する先天性胆管拡張症という稀な疾患もある．

レポート記載例　胆摘後の胆道系拡張

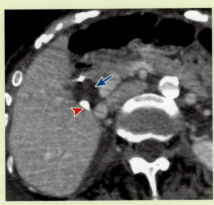
造影CT水平断像

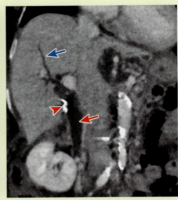
総胆管に沿った斜断面像

80歳台女性，胆管拡張疑い．

所見　肝門部に胆摘時のクリップと思われる金属濃度あり（▶）．
肝内胆管は軽度拡張し（→），総胆管も11mm（→）と軽度拡張しています．閉塞機転は明らかではなく，胆摘の影響と考えます．

Impression　胆摘後，胆管の軽度拡張．

4. 膵臓

基礎知識

① 解剖

　膵臓は後腹膜腔（前傍腎腔）に存在する臓器で，前面は腹膜に覆われ，網嚢を隔てて，胃の後面に対する（図4-22）．上腸間膜動静脈の背部へ突出する部分は鈎状突起（鈎部）とよばれる（図4-23Ⓑ）．膵臓は頭部（鈎部を含む），体部，尾部に分かれる（図4-23Ⓐ）[14]．

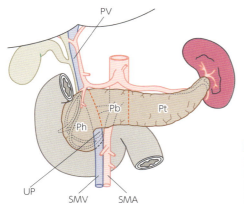

図4-22　膵臓の解剖
Ph：膵頭部，Pb：膵体部，Pt：膵尾部，PV：門脈，SMA：上腸間膜動脈，SMV：上腸間膜静脈，UP：鈎状突起．
文献14より転載

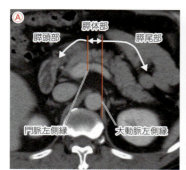 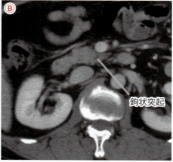

図4-23　CT水平断像における膵臓の解剖（造影CT水平断像）

② 膵臓の大きさ

膵頭部は前後3cm以下，体部は前後2.5cm以下，尾部は前後2cmが正常上限との報告がある[15]．ただし膵臓の形態は年齢，性別，体格，加齢性萎縮などによって個人差が大きいため（図4-24），単に計測値だけで判断するのは実臨床には向かない．一方で，過去画像との比較は有用である．

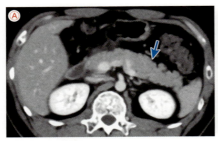
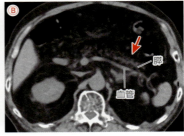

図4-24 膵臓の大きさの比較
Ⓐ：造影CT水平断像，Ⓑ：単純CT水平断像．Ⓐ20歳台男性．CTでは膵尾部は前後径3.1cmと大きい（→）が，症状はなく，血液データにも異常を認めない．Ⓑ80歳台男性．膵臓は萎縮してびまん性の脂肪浸潤を伴っている（→）が，症状はなく，血液データにも異常を認めない

③ 主膵管の径

主膵管は膵頭部で3.5mm，体部で2.5mm，尾部で1.5mmが正常上限との報告がある（図4-25）[16]．

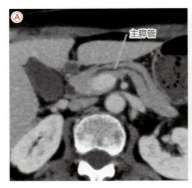
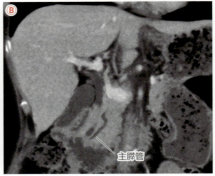

図4-25 正常な主膵管の例
Ⓐ：造影CT水平断像，Ⓑ：造影CT冠状断像．60歳台女性の大腸癌術後経過観察．計測上，主膵管は膵頭部で3.3mm，膵体部で2.4mmと明らかな異常とは言えないため，経過観察となっている

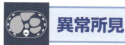

異常所見

① 主膵管拡張と途絶

　　主膵管拡張と途絶の所見は重要で，背景に膵癌などの腫瘍性病変が存在する可能性がある．膵癌の検索にはダイナミックCTが望ましい．膵癌は早期相から遅延相にかけて徐々に増強効果が強くなる，いわゆる「**遷延性の増強効果**」を呈することが多い．造影早期では膵癌が淡い増強効果を呈するのに対して，膵実質は強い増強効果を呈するので，膵癌と膵実質の造影コントラストが観察しやすい．造影遅延相では膵癌の増強効果が強まるのに対して，膵実質の造影効果が減弱するので，膵癌と膵実質の造影コントラストが不明瞭化することが多い．

　　膵癌，主膵管拡張，膵管の途絶のイメージ図を図4-26に示す．

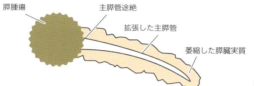

図4-26　膵癌のイメージ図

レポート記載例　　膵癌に伴う主膵管拡張

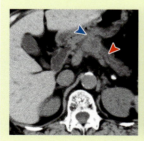 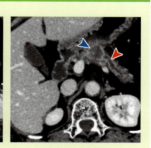

単純CT　　　　　　　　　ダイナミックCT早期相　　　　　　ダイナミックCT遅延相

70歳台女性，健康診断で膵腫瘍を指摘された．

所見　主膵管は尾部で3.5mmと拡張し（►），膵尾部では膵実質の萎縮を呈しています．膵体部に遷延性の淡い増強効果を有する25mm大の腫瘤性病変を認め（►），同部位で主膵管が途絶しており，膵癌を疑います．

Impression　膵体部癌を強く疑います．

② 膵腫大と周囲脂肪織濃度上昇，膵臓の造影不良域

膵腫大と周囲脂肪織濃度上昇，膵臓の造影不良域を見たら急性膵炎を考慮する．「急性膵炎診療ガイドライン」に画像所見を含めわかりやすく記載されているので，必ずチェックしておきたい[17]．本書ではポイントのみ述べる．

急性膵炎には2種類あり，膵実質の造影不良域がない間質性浮腫性膵炎（interstitial oedematous pancreatitis）と膵実質に造影不良域を含む壊死性膵炎（necrotizing pancreatitis）である．**発症後24時間後，48時間後，7日後**にCTでの評価が推奨されている．

発症から4週間以内と以降で膵周囲の液体貯留の名称が変化する（**表4-3**）．

表4-3 急性膵炎の分類と異常所見

分類	膵実質の造影不領域	4週間以内	4週間以降
間質性浮腫性膵炎	なし	急性膵周囲液体貯留	膵仮性嚢胞
壊死性膵炎	あり	急性壊死性貯留	被包化壊死

A) 急性膵周囲液体貯留

間質性浮腫性膵炎における膵周囲の液体貯留は発症から4週間以内は急性膵周囲液体貯留（acute peripancreatic fluid collection：APFC）であり，4週間以降は膵仮性嚢胞（pancreatic pseudocyst：PPC）となる．間質性浮腫性膵炎のほとんどが4週間経過せずに治癒するため，膵仮性嚢胞は稀である．

レポート記載例　間質性浮腫性膵炎

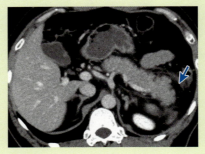

造影CT

40歳台男性，上腹部痛，アミラーゼ上昇，発症2日後．

所見 膵尾部の腫大を認め，周囲脂肪織濃度上昇と少量の液体貯留を伴っています．膵実質の増強効果は保たれています．間質性浮腫性膵炎および急性膵周囲液体貯留として矛盾しません（➡）．

Impression 間質性浮腫性膵炎．

B) 造影増強効果の不良域を伴う急性膵炎

急性膵炎発症後48時間の検査で膵臓の一部または全体の造影増強効果が不良な場合に，**壊死性膵炎**と診断される．

レポート記載例　壊死性膵炎

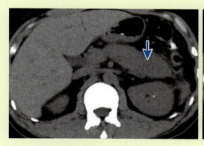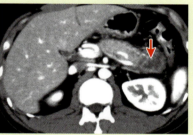

発症後48時間の単純CTと造影CT

30歳台男性，アルコール多飲歴あり，上腹部痛．

所見 膵尾部の腫大を認め（➡），周囲脂肪織濃度上昇を伴っています．膵尾部の一部は造影不良であり（➡），壊死性膵炎と考えます．

Impression 壊死性膵炎．

C) 被包化壊死

壊死性膵炎ではしばしば膵臓周囲に壊死物質が貯留する．早期は固体状であるが，時間の経過につれて壊死巣が液状化し，液状化した周囲が肉芽性・線維性の被膜で覆われるようになる．発症から4週間以内は急性壊死性貯留（acute necrotic collection：ANC）であり，4週間以降は被包化壊死（walled-off necrosis：WON）となる．単純CTでは**分葉状の淡い高吸収**を示し，造影後は**辺縁の被膜様構造のみ造影効果を示す**．

> **レポート記載例** 壊死性膵炎（発症から4週間以降）

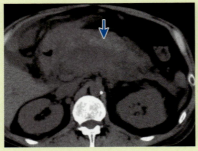
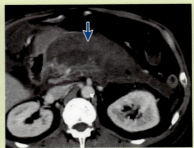

単純CT　　　　　　　　　　　造影CT

50歳台男性，壊死性膵炎治療中，発症から4週間後．
所見 膵体尾部は全体に造影不良であり，萎縮しています（非掲載）．膵臓の腹側に分葉状の低吸収域を認め，一部は淡い高吸収を示しています（→）．被膜様構造が一部造影されるのみであり，被包化壊死（WON）と考えます．
Impression WONを伴う壊死性膵炎．

D) 膵炎のCT grade

　膵炎の場合，CT gradeをレポートに記載する必要がある．CT gradeは「**炎症の膵外進展度**」と「**膵造影不良域の範囲**」で判断する（**表4-4**）．炎症の膵外

表4-4 膵炎のCT grade

① 炎症の膵外進展度

前腎傍腔	0点
結腸間膜根部	1点
腎下極以遠	2点

① + ② 合計スコア

1点以下	Grade 1
2点	Grade 2
3点以上	Grade 3

② 膵の造影不良域
膵を便宜的に3つの区域（膵頭部，膵体部，膵尾部）に分け判定する

各区域に限局している場合，または膵の周辺のみの場合	0点
2つの区域にかかる場合	1点
2つの区域全体を占める，またはそれ以上の場合	2点

文献18より引用

進展度では結腸間膜根部と腎下極以遠への進展で判断する（図4-27, 4-28）．膵造影不良域は膵頭部，膵体部，膵尾部のうち，いくつの区域で造影不良がみられるかを判断する．

結腸間膜内には中結腸動静脈が走行しており，中結腸静脈の上腸間膜静脈流入部付近が結腸間膜根部と考えるとよい（図4-1も参照のこと）．

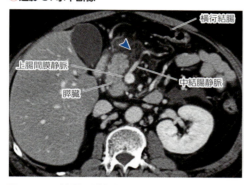
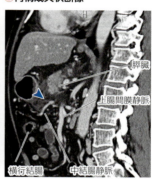

図4-27 結腸間膜根部の脂肪織濃度上昇
40歳台男性，慢性アルコール中毒，上腹部痛．
中結腸静脈周囲の脂肪織濃度上昇がみられ（▶）炎症の膵外進展度は1点と判断する

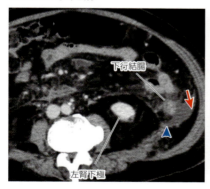
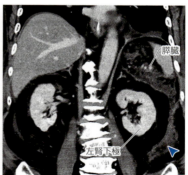

図4-28 腎下極以遠の脂肪織濃度上昇
40歳台男性，慢性アルコール中毒，上腹部痛．
左前傍腎腔の左腎下極以遠（▶）に脂肪織濃度上昇を認め炎症の膵外進展度は2点と判断する．左傍結腸溝に腹水貯留を認める（➡）

③ びまん性の石灰化，膵管内の結石，主膵管の不規則なびまん性の拡張

慢性膵炎では，膵臓全体に分布する**複数ないしびまん性の石灰化，膵管内の結石（膵石），主膵管の不規則なびまん性の拡張**，膵辺縁の凹凸変形を呈する．膵管破綻による**膵仮性嚢胞**や動脈破綻による仮性動脈瘤が形成されることもある．急性膵炎における膵仮性嚢胞が稀であることとは対照的に，慢性膵炎における膵仮性嚢胞は比較的頻度が高い．

レポート記載例　慢性膵炎①

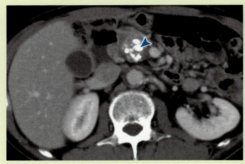 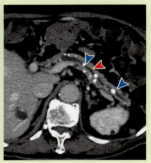

造影CT　　　　　　　　　　　　　造影CT

60歳台女性，慢性膵炎疑い．

所見 膵実質は高度に萎縮し，主膵管は拡張し（▶），多数の膵石を認めます（▶）．慢性膵炎として矛盾しない所見です．

Impression 慢性膵炎．

レポート記載例　慢性膵炎②

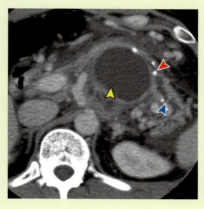

造影CT

40歳台男性，慢性膵炎の経過観察．

所見 膵実質は萎縮し，膵体尾部に多数の結石を認め，主膵管は体尾部で拡張しており（►），一部主膵管内に膵石と思われる石灰化もみられます（►）．慢性膵炎と考えます．膵体尾部背側に6.5cm大の膵仮性嚢胞と思われる嚢胞性腫瘤を伴っています（►）．

Impression 慢性膵炎，膵仮性嚢胞．

---

memo　**膵臓内の紛らわしい石灰化**

基本的に慢性膵炎では炎症が膵臓全体に起こるので，膵臓の一部に微小な石灰化が少数みられても，これらをすべて慢性膵炎と判断することはない．動脈硬化性変化による血管壁の石灰化も紛らわしいので注意が必要（図4-29）．

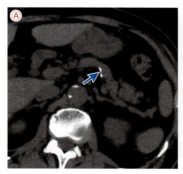
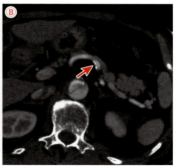

図4-29　膵臓内を走行する血管壁の石灰化

Ⓐ：単純CT，Ⓑ：ダイナミックCT．単純CTでは膵臓内に石灰化があるように見えるが（→）ダイナミックCTでは脾動脈壁の石灰化であることがわかる（→）

4章 腹膜，肝胆膵脾

5. 脾臓

基礎知識

① 解剖

　　脾臓は腹膜臓器である．各部位の名称は図4-30参照．脾臓は複数の間膜を有するが，脾腎間膜と胃脾間膜はいずれも腫瘍や炎症の波及経路となることが多く，特に重要である．脾腎間膜は脾門部と左腎の間に存在し，内部を脾動静脈が走行する．胃脾間膜は胃と脾臓の間に存在し，内部を短胃動静脈が走行する．

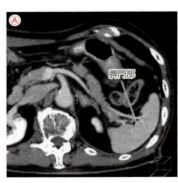
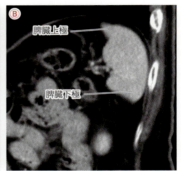

図4-30　脾臓の解剖

　　正常脾臓の大きさは年齢や体格によりさまざまである．脾腫の基準も複数あるが**頭尾側方向で10cmを越えたら脾腫を考慮する**という基準が覚えやすい．若年者では大きくても正常と判断することもあり，高齢者では10cm未満でも分厚い形態から脾腫と判断することもある．実際には**それぞれの患者さんごとに総合的に判断**されている．

- 頭尾側方向の距離の測定法

　　脾臓はたいていXYZ軸のいずれの方向にも傾いているため，冠状断や矢状断で頭尾側方向の距離を測定しにくい．そのため，頭尾側方向の距離の計測法は，脾上縁と下縁のスライスの高さを確認して，その差を頭尾側方向の距離とするとよい（図4-31）．

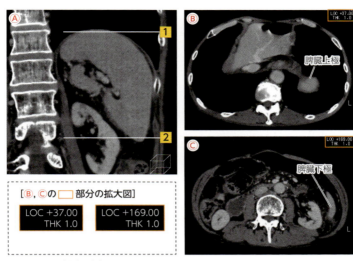

図 4-31　脾腫の例
Ⓐ：造影 CT 冠状断再構成画像．Ⓑ，Ⓒ：Ⓐの **1**，**2** の面の造影 CT．Ⓑ，Ⓒ の □ に表示されている LOC はスライスの高さを示しており，脾臓上端のスライス位置が＋37mm で下端のスライス位置が＋169mm まであり，上下の大きさが 169–37 ＝ 132mm と計算される

● 造影早期相でのモアレ像

　ダイナミック CT の早期相では，脾臓は不均一に造影され，この不均一な造影効果のことをモアレ像とよぶ（図 4-32）．異常所見ではない．

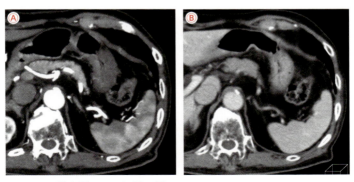

図 4-32　脾実質のモアレ像の例
Ⓐ：ダイナミック CT 早期相，Ⓑ：ダイナミック CT 遅延相

4章の参考文献

1）「ここまでわかる急性腹症のCT 第2版」（荒木 力/著），メディカル・サイエンス・インターナショナル，2009

2）画像診断とIVRのための腹部血管解剖．日獨医報，59：2014

3）「マイヤース腹部放射線診断学 原著第2版」（佐久間貞行/監訳），南江堂，1991

4）「臨床・病理 原発性肝癌取扱い規約 第6版 補訂版」（日本肝癌研究会/編），金原出版，2019

5）「腹部のCT 第3版」（陣崎雅弘/編），メディカル・サイエンス・インターナショナル，2017

6）Zahedi-Nejad N, et al：Common Bile Duct（CBD）diameter in opium-addicted men: Comparison with non-addict controls. Pol J Radiol, 75：20-24, 2010

7）Park SM, et al：Common bile duct dilatation after cholecystectomy: a one-year prospective study. J Korean Surg Soc, 83：97-101, 2012

8）「肝胆膵の画像診断」（山下康行/編著），学研メディカル秀潤社，2010

9）「肝胆膵のCT・MRI」（本田 浩，他/編），メディカル・サイエンス・インターナショナル，2016

10）Kennedy PA & Madding GF：Surgical anatomy of the liver. Surg Clin North Am, 57：233-244, 1977

11）「Essentials of Surgery: Scientific Principles and Practice」（Greenfield LJ, et al, eds），Lippincott-Raven, 1997

12）「Diagnostic Imaging: Abdomen, 2nd Edition」（Federle MP, et al, eds），Lippincott Williams & Wilkins, 2009

13）濱田吉則，他：胆管径からみた胆管拡張の定義．胆と膵，35：943-945，2014

14）「膵癌取扱い規約 第7版」（日本膵臓学会/編），金原出版，2016

15）Kreel L, et al：Computed tomography of the normal pancreas. J Comput Assist Tomogr, 1：290-299, 1977

16）Wachsberg RH：Respiratory variation of the diameter of the pancreatic duct on sonography. AJR Am J Roentgenol, 175：1459-1461, 2000

17）「急性膵炎診療ガイドライン2015 第4版」（急性膵炎診療ガイドライン2015改訂出版委員会，他/編），金原出版，2015

18）武田和憲，他：急性膵炎の診断基準・重症度判定基準最終改訂案．厚生労働科学研究補助金難治性疾患克服研究事業難治性膵疾患に関する調査研究．平成17年度総括・分担研究報告書：27-34．（OS），2006

5章 泌尿生殖器

1. 副腎

基礎知識

① 解剖

　　副腎は後腹膜腔の最も頭側に位置し，周囲を脂肪組織に囲まれている．逆Y型の構造として描出され，内翼と外翼がある（図5-1）．副腎全体の長径は4〜6 cm，横径は2〜3 cmで，翼の厚みは通常3〜6 mmである[1]．

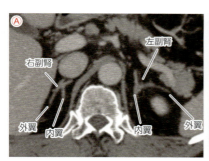
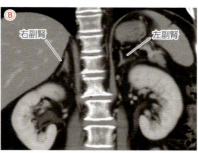

図5-1　正常副腎
Ⓐ：造影CT水平断像，Ⓑ：造影CT冠状断像

異常所見

① 副腎の腫瘍性病変

　　副腎腫瘍において，単純CT thin sliceで腺腫内部にROI（region of interest）を設定してCT値を計測し，内部に−10HU程度の淡い脂肪濃度を含むと腺腫を疑う．「脂溶性であるステロイドホルモンを含むのでわずかに脂肪濃度を含む」と考えると覚えやすい．また，粗大な脂肪濃度を含む場合には骨髄脂肪腫を考える．腫瘍内部に脂肪濃度が同定できない場合には，MRIによる脂肪濃度の検索が望ましい．それでも脂肪濃度を指摘できない場合には，褐色細胞腫，副腎癌などといった副腎腫瘍との鑑別が必要となる．褐色細胞腫ではヨー

ド造影剤が相対禁忌であるため，dynamic MRIで精査するとよい．また，横径が4cmを超える場合は悪性腫瘍を念頭に，ホルモン値の測定を含めた精査を考慮する．

レポート記載例　副腎腺腫

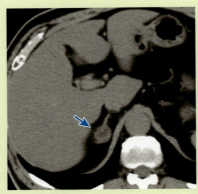
単純CT水平断像

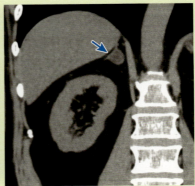
単純CT冠状断像

40歳台男性，高血圧，低K血症の精査．

所見　右副腎に12mm大の低吸収腫瘤を認めます（→）．内部のCT値は−10HU程度とわずかに脂肪を含み，腺腫を疑います．

Impression　右副腎腺腫疑い．

（その後の検査で，右副腎のアルドステロン産生腫瘍による原発性アルドステロン症であることが判明し，右副腎を全摘したところ高血圧と低K血症が改善した）

② 副腎の腫大

両側副腎が形態を保ちつつ腫大する場合に，副腎過形成を疑う．

> **レポート記載例**　副腎過形成

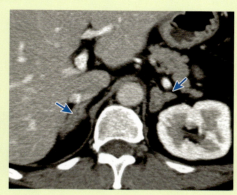

造影 CT

70 歳台女性，乳癌術前精査．
所見 両側副腎が形態を保ちつつ軽度腫大しており（→），副腎過形成と考えます．
Impression 副腎過形成疑い．

5章 泌尿生殖器

2. 腎

基礎知識

① 解剖

腎臓は後腹膜腔の腎周囲腔内で，脂肪組織に囲まれて存在する．腎臓中央内側のくぼみを腎門と呼ぶ．その他，各部位の名称は図5-2参照．

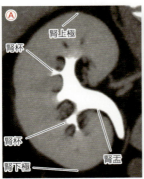
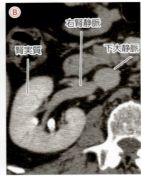
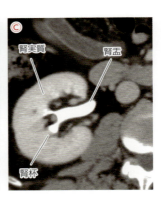

図5-2　腎臓
Ⓐ：右腎（造影CT排泄相冠状断像），Ⓑ右腎静脈レベル（造影CT腎実質相水平断像），Ⓒ：右腎盂レベル（造影CT排泄相水平断像）

腎上極から下極までの大きさは通常10～12cm程度で，左腎の方がやや大きい[2]．CTで腎腫大を判断するのは困難であるが，前回画像と比較して増大していれば腫大と考えてよい．腎萎縮の判断も困難であるが，慢性腎障害がある場合や明らかに低形成の場合にはレポートに記載する．

異常所見

① 腎の石灰化濃度

腎に石灰化濃度がみられた場合は，腎石灰化と腎結石が考えられる．腎盂腎杯，尿管，膀胱内に存在するものが結石であり，腎実質の石灰化とは区別する

（図5-3）．その他，腎動脈壁の石灰化もみられるので注意を要する．

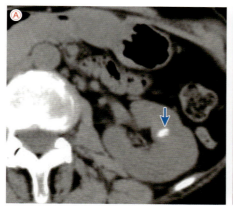
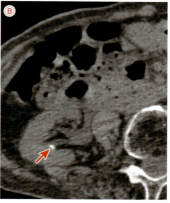

図5-3 腎石灰化と腎結石（＋水腎症）
Ⓐ：単純CT．左腎に石灰化（→）を認める．Ⓑ：単純CT．右腎結石（→）を認める

② 腎腫瘤性病変

嚢胞は境界明瞭で内部に増強効果がみられない．腎の腫瘍性病変は内部に増強効果を有することがほとんどであり，悪性腫瘍では腎細胞癌が最多で，良性腫瘍では血管筋脂肪腫が多い．

A) 腎の円形腫瘤：水濃度

腎腫瘤の境界が明瞭で，内部が均一な水濃度（10HU程度）を示している場合には，腎嚢胞と考える（図5-4）．

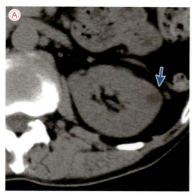
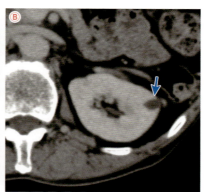

図5-4 左腎嚢胞の例（→）
Ⓐ：単純CT，Ⓑ：造影CT．左腎嚢胞（→）を認める

B) 腎の円形腫瘤：淡い高吸収＋増強効果なし

嚢胞の内部に出血をきたすことがあり，内部が30〜50HUと均一な淡い高吸収を示し内部に造影増強効果がなければ複雑性（出血性）（complicated cyst）と考える．

レポート記載例　複雑性（出血性）嚢胞（complicated cyst）

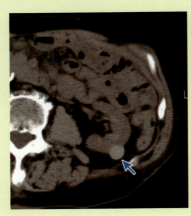
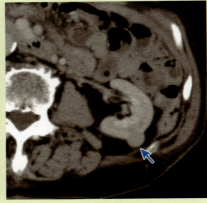

単純CT　　　　　　　　　　　　　造影CT

80歳台男性，胃癌術後経過観察．
[所見] 左腎に15mm大の淡い高吸収腫瘤を認め（→），造影増強効果はみられません．出血性嚢胞と考えます．
[Impression] 左腎出血性嚢胞．

C) 腎腫瘤：早期濃染・washout

腎細胞癌は単純CTで腎実質よりもやや低吸収で，早期濃染・washoutを呈するのが典型的である．ただし，腎細胞癌は組織型により「遷延性の淡い増強効果を示すことがある」，「単純CTで腎実質と等吸収を示すことがある」，「微細な脂肪や骨濃度を含むことがある」など多彩な所見を呈しうるので注意が必要である．

レポート記載例　腎細胞癌

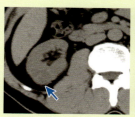
単純CT

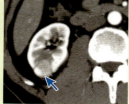
ダイナミックCT早期相

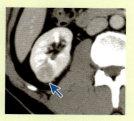
ダイナミックCT遅延相

50歳台男性，健康診断の超音波検査で右腎腫瘤を指摘された．

所見　右腎門部レベルの腎実質から背側へ膨隆するような17mm大の腫瘤性病変を認めます（➡）．単純CTでは腎実質より軽度低吸収で，早期濃染とwashoutを呈しており，腎細胞癌を疑います．

Impression　腎細胞癌疑い．

D) 腎腫瘤：内部に粗大な脂肪濃度を含む

腎腫瘍の内部に粗大な脂肪濃度を含む場合には，腎血管筋脂肪腫を疑う．内部に造影増強効果を有する充実成分を伴うことが多い．

レポート記載例　腎血管筋脂肪腫

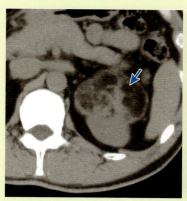
単純CT

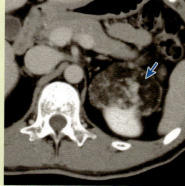
造影CT

40歳台女性，健康診断の超音波検査で左腎に腫瘤を指摘された．

> **所見** 左腎上極から腹側へ大きく突出する60mm大の腫瘤性病変を認めます（→）．内部に粗大な脂肪濃度を含み，腎血管筋脂肪腫と考えます．
> **Impression** 左腎血管筋脂肪腫．

③ 腎実質の造影不良域

A) 腎の軽度腫大，楔状の造影不良域（炎症による）

　腎の軽度腫大，楔状の造影不良域がみられる症例では急性腎盂腎炎を疑う．急性腎盂腎炎は上行性感染による細菌感染がほとんどで，診断は臨床症状と尿所見でなされる[3]．また，尿路奇形や尿路結石などの基礎疾患がみられることもあるので，CTを撮影する意義はある．画像での鑑別は腎梗塞があがるが，画像のみからは判断困難であり，臨床的に判断したほうが容易と思われる．

memo 楔は訓読みではくさびと読み，V字形にとがった木片・鉄片などを指す．音読みでは「けつ」または「せつ」であり，楔状は「けつじょう」，楔入部圧は「せつにゅうぶあつ」と読む．

　腎盂腎炎で腎周囲腔の脂肪織濃度上昇がみられることも多いが，この所見は**さまざまな原因により起こり得る**．よって，臨床的に炎症反応がなければ，わざわざ腎周囲腔の脂肪織濃度上昇のみから腎盂腎炎を疑う必要はない．

レポート記載例 右腎盂腎炎

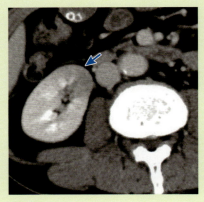

造影CT
40歳台女性，発熱・右背部痛（叩打痛あり）．

> 所見 右腎は軽度腫大し，腎実質の一部が楔状に造影不良であり（→），腎盂腎炎として矛盾しません．
> Impression 右腎盂腎炎疑い．

B）腎実質の楔状の造影不領域（梗塞による）

　腎実質の造影不領域がみられると腎梗塞も鑑別にあがる．腎梗塞の原因として腎動脈塞栓症が多く心房細動，心弁膜疾患，細菌性心内膜炎などが起因する．腎動脈が閉塞しても腎被膜動脈は閉塞せず，被膜のみ増強効果を呈し（cortical rim sign），腎梗塞に特徴的な所見とされるが，実際は腎梗塞でcortical rim signを呈さない場合も多い．画像での鑑別は腎盂腎炎があがるが，画像のみからは判断困難であり，臨床的に判断したほうが容易と思われる．

レポート記載例　左腎梗塞

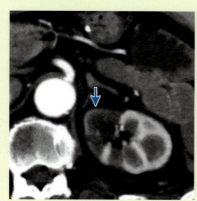

ダイナミックCT早期相　　　ダイナミックCT遅延相

70歳台男性，腹部大動脈瘤に対するステントグラフト留置術で，腹部大動脈から分岐する複数の左腎動脈のうち，尾側から分岐する細い腎動脈を塞栓した．

> 所見 左腎腹側に造影不良域を認め，腎被膜のみ増強効果が保たれています．いわゆるcortical rim sign（→）を呈しており，腎梗塞として矛盾しません．
> Impression 左腎梗塞．

④ 腎実質萎縮と辺縁の変形

　腎実質萎縮と辺縁の変形が生じている症例では[4]慢性腎盂腎炎あるいは陳旧性腎梗塞を疑う．

> **レポート記載例**　慢性腎盂腎炎あるいは陳旧性腎梗塞

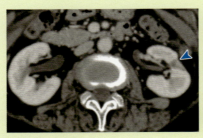
造影CT水平断像

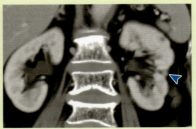
造影CT冠状断像

70歳台男性，大腸癌術後経過観察．

所見　左腎実質に限局的な菲薄化がみられ（▶），慢性腎盂腎炎や陳旧性腎梗塞を疑います．

Impression　左腎の慢性腎盂腎炎や陳旧性腎梗塞疑い．

⑤ 腎盂拡張

　腎盂腎杯が拡張した時に水腎症と考える．腎盂が拡張しているように見えるが水腎症ではないことも多い．

A) 腎盂のみの拡張

　腎盂が拡張するだけで，**腎杯が拡張しない**場合には腎外腎盂を疑う．病的意義は乏しい．

> **レポート記載例**　腎外腎盂

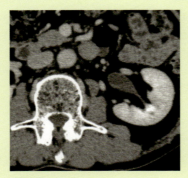
造影CT

150　CT読影レポート、この画像どう書く？

50歳台男性，健康診断で腎盂拡張が指摘された．
> **所見** 左腎盂の拡張を認めますが腎杯の拡張はなく，腎外腎盂を疑います．病的意義は乏しいと考えます．
> **Impression** 左腎外腎盂疑い．

B) 腎盂周囲の水濃度

腎盂周囲に存在する囊胞を傍腎盂囊胞とよぶ．非造影CTでは水腎症のようにも見えるが，造影CTでは造影剤が流入しない点で水腎症と鑑別できる．

レポート記載例　傍腎盂囊胞

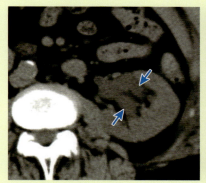
単純CT

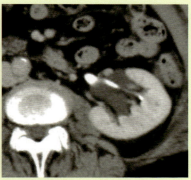
造影CT（排泄相）

50歳台男性，健康診断で腎盂拡張が疑われた．
> **所見** 左腎門部に低吸収腫瘤を認めますが（→），造影剤流入なく傍腎盂囊胞と考えます．
> **Impression** 左傍腎盂囊胞．

5章 泌尿生殖器

3. 尿管

基礎知識

① 解剖

腎盂尿管移行部（pelviureteric junction）がどの部位であるかの明確な定義はみつからない[5]．筆者は腎盂から徐々に細くなって尿管へ移行する部位を腎盂尿管移行部と表現している．

尿管は，上部，中部，下部に分けられる．中部尿管は腸骨と重なる部位と定義されており，これより上流が上部尿管，下流が下部尿管となる（図5-5）．ただし，上部尿管の下端が腸骨稜上縁との記載もあり，定義がやや曖昧である[6]．

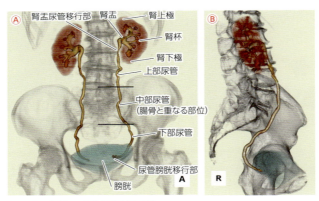

図5-5　尿管の3D再構成画像

上部尿管は腸腰筋の内側前方を緩やかに蛇行しながら下行する．腸骨動脈を乗り越えると骨盤腔内を後方へ走行し，膀胱後壁のレベルで前方へ走行して膀胱背側へ流入する．上部尿管は比較的同定しやすいが，腸骨動脈を乗り越えるあたりで同定困難になることも多く，**下部尿管に関しては膀胱から逆行性に追跡すると全貌を把握しやすい**（図5-6）．痩せた人でなければ単純CTのthin sliceで，尿管のほぼ全長を追跡することは可能である．必要に応じて造影剤注入後180秒以降の排泄相を撮影すると尿管の位置を把握しやすくなる．

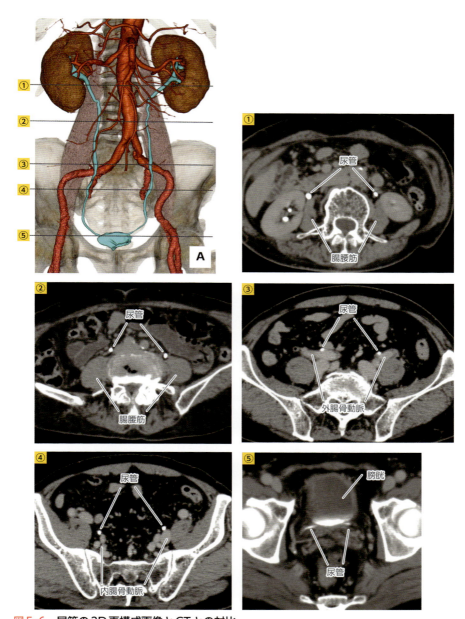

図 5-6　尿管の 3D 再構成画像と CT との対比
3D 再構成画像中の ① ～ ⑤ の位置で撮影した CT 画像を示す

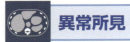
異常所見

① 尿管の途絶所見

尿管が拡張している場合には，thin slice で尿管の連続性を確認し，閉塞機転を検索するのが重要である．

A) 尿管内の石灰化

閉塞機転で尿管内に石灰化を認めたら尿管結石と考える．結石による尿路閉塞をきたしやすい部位は，腎盂尿管移行部，総腸骨動脈交叉部，尿管膀胱移行部の生理的狭窄部の3カ所である．

レポート記載例　尿管結石

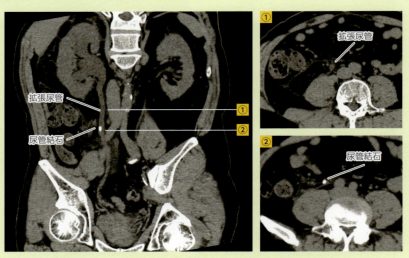

単純CT冠状断像（左）と ① と ② の位置で撮影した水平断像（右）

50歳台女性，右背部痛と血尿．
所見　右水腎症を認め，上部尿管まで拡張しています．拡張の下端には5mm大の結石を認め，閉塞機転となっています．
Impression　右尿管結石による水腎症．

B) 尿管の増強効果を有する軟部濃度

閉塞機転で尿管内に増強効果を有する軟部濃度を認めたら第一に尿管癌を疑う．その他，稀な腫瘍やアミロイドーシスも鑑別にはあがる．

> レポート記載例　尿管癌

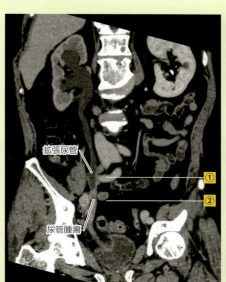
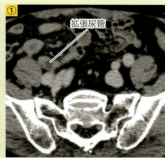
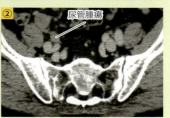

造影CT冠状断像（左）と①と②の位置で撮影した水平断像（右）

70歳台男性，血尿．

所見　右水腎症を認め，腎実質の造影効果が遅延しています．上部から中部尿管にかけて拡張しており拡張の下端には増強効果を有する腫瘤性病変を認め，閉塞機転となっています．尿管癌などの腫瘤性病変を疑います．

Impression　右尿管癌による水腎症疑い．

5章　泌尿生殖器

4. 膀胱

基礎知識

① 解剖

　　膀胱は腹膜下腔の恥骨結合後側に存在する[7]．膀胱壁は拡張時は薄くなり，排尿後は虚脱して全体に肥厚する．腹膜前腔のうち「恥骨結合と膀胱前面の間」は，**「膀胱前腔=Retzius（レチウス）腔」**とよばれる．膀胱の各部位の名称は図5-7参照．

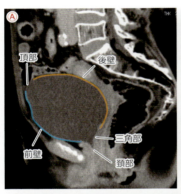

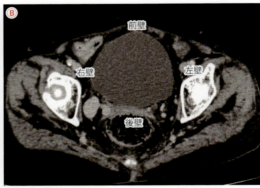

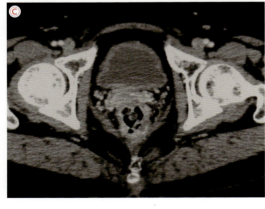

図5-7　正常な膀胱
Ⓐ：膀胱拡張時の造影CT矢状断像，
Ⓑ：膀胱拡張時の造影CT水平断像，
Ⓒ：虚脱時の膀胱の例（造影CT水平断像）

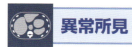 **異常所見**

① 膀胱壁から内腔に突出する壁肥厚

膀胱壁から内腔に突出する限局的な壁肥厚は膀胱癌を疑う．通常は造影増強効果を伴う．

レポート記載例 膀胱癌

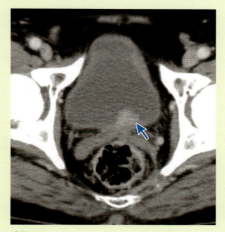

造影CT

70歳台男性，血尿．

所見 膀胱左後壁から内腔へ突出するような15mm大の腫瘤性病変を認め（→），造影増強効果を伴っています．膀胱癌を疑います．

Impression 膀胱癌疑い．

② 膀胱壁のびまん性肥厚

膀胱に慢性的な炎症が起こると，膀胱壁全体に肥厚が生じる．原因としては放射線治療，BCG膀胱内注入療法後などがあげられる．

レポート記載例　慢性膀胱炎

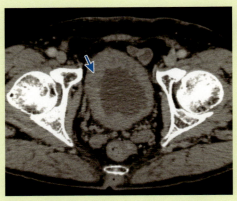

造影CT

70歳台男性，膀胱癌BCG膀胱内注入療法後，血尿．
所見 膀胱壁が全体に肥厚しており（→），慢性膀胱炎を疑います．BCG膀胱内注入療法後の変化としても矛盾しません．
Impression 慢性膀胱炎疑い．

5章 泌尿生殖器

5. 前立腺

基礎知識

① 解剖

　前立腺は男子の膀胱頸部の下方で尿道をとり囲むように存在する．精嚢は，前立腺の上方に接して，膀胱の後下方に存在する．前立腺と直腸・膀胱の位置関係は図5-8参照．

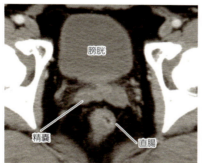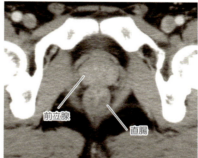

図5-8　前立腺，精嚢と周囲臓器との位置関係（造影CT水平断像）

異常所見

① 前立腺の腫大

　前立腺腫大の目安は体積が30mLとされている[8]．楕円体の体積を求める公式が$4\pi/3 \times$左右半径$\times$上下半径$\times$前後半径であるが，臨床的にはこれを簡単にして**左右直径（cm）× 前後直径（cm）× 上下直径（cm）/2**で計算することが多い．読影する際の目安として，左右直径5cm，前後直径3cm，上下直径4cmの楕円体の体積が約31.4mLである．筆者は左右径5cmを超えると前立腺腫大を考慮に入れるようにしている．また，しばしば前立腺内部に石灰化を認めるが，病的意義は乏しくレポートに記載しないことも多い．

159

| レポート記載例 | 前立腺腫大と石灰化

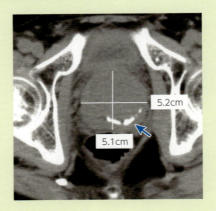

70歳台男性，頻尿．
所見　前立腺腫大と石灰化（→）を認めます．
Impression　前立腺腫大と石灰化．

memo　前立腺腫大と尿道閉塞，下部尿路症状などが合わさると前立腺肥大症と診断される．CT読影レポートでは前立腺腫大と記載する方が無難である．

5章 泌尿生殖器

6. 子宮，卵巣，腟

基礎知識

　子宮は，膀胱と直腸の間に位置する洋梨を逆さにしたような形態の腹膜外臓器で，底部，体部，頚部に分かれる．卵巣は子宮の両脇に1つずつ存在する．各部位の名称は図5-9参照．

　子宮の大きさは年齢によりさまざまである．筋層は比較的強い造影増強効果を有する．

memo 「ちつ」の漢字は「腟」と書くのが正しく，「膣」は誤りであるので注意すること．

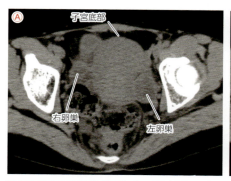
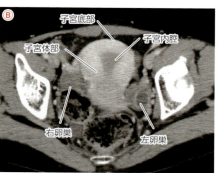
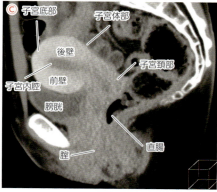

図5-9　正常な子宮，卵巣，腟
Ⓐ：単純CT水平断像，Ⓑ：造影CT水平断像，
Ⓒ：造影CT矢状断像

異常所見

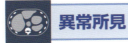

子宮や卵巣に病変があってもCTでは評価困難な場合が多いため，異常所見をみつけた場合には無理してCTで判断しようとせず，必要に応じて婦人科での精査やMRIを考慮する．

① 子宮の腫瘤性病変

子宮に腫瘤性病変を認める場合，頻度からは子宮筋腫が最も考えられるが，CTでは質的診断は困難である．

レポート記載例　子宮筋腫①

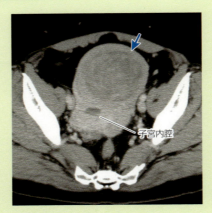

造影CT

50歳台女性，乳癌術後経過観察．
所見 子宮底部筋層内に5cm大の境界明瞭な腫瘤性病変（→）を認め，筋腫を疑います．
Impression 子宮筋腫疑い．

162　CT読影レポート、この画像どう書く？

> **レポート記載例** 子宮筋腫②

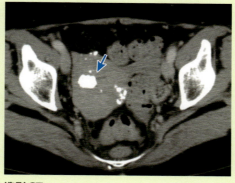

造影CT

60歳台女性，胃癌術後経過観察．
所見 子宮に2cm大の石灰化腫瘤を認め（→），筋腫を疑います．
Impression 子宮筋腫疑い．

② 卵巣の嚢胞性腫瘤

　卵巣には機能性嚢胞という良性の嚢胞性病変がみられることが多く，閉経前で5cm以下の嚢胞性病変では，まず**機能性嚢胞**を考慮する[9]．卵巣の大きい嚢胞性腫瘤では，漿液性嚢胞腺腫，粘液性嚢胞腺腫，内膜症性嚢胞などが鑑別にあがる．また内部に粗大な脂肪を含む場合は，成熟嚢胞性奇形腫を鑑別にあげる．卵巣嚢腫に造影増強効果を有する充実成分を認める場合は，悪性腫瘍の可能性があるためMRIを検討する．

レポート記載例　卵巣の機能性嚢胞

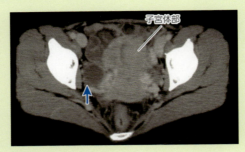

造影 CT

40 歳台女性，早期胃癌術前．

所見　右卵巣に 3 cm 大の囊胞性腫瘤を認め（→），内部に充実成分や脂肪成分は指摘できません．機能性囊胞を疑います．

Impression　右卵巣の機能性囊胞疑い．

5 章の参考文献

1）Vincent JM, et al：The size of normal adrenal glands on computed tomography. Clin Radiol, 49：453-455, 1994
2）Glodny B, et al：Normal kidney size and its influencing factors – a 64-slice MDCT study of 1.040 asymptomatic patients. BMC Urol, 9：19, 2009
3）「知っておきたい泌尿器の CT・MRI」（山下康行/編著），学研メディカル秀潤社，2008
4）「腹部の CT 第 3 版」（陣崎雅弘/編），メディカル・サイエンス・インターナショナル，2017
5）Stringer MD & Yassaie S：Is the pelviureteric junction an anatomical entity? J Pediatr Urol, 9：123-128, 2013
6）（旧版）尿路結石症診療ガイドライン改訂版
https://minds.jcqhc.or.jp/n/med/4/med0022/G0000058
7）「泌尿器科・病理・放射線科腎盂・尿管・膀胱癌取扱い規約」（日本泌尿器科学会，日本病理学会，日本医学放射線学会/編），金原出版，2011
8）「前立腺肥大症診療ガイドライン」（日本泌尿器科学会/編），リッチヒルメディカル，2011
9）「婦人科 MRI アトラス」（今岡いずみ，田中優美子/編著），学研メディカル秀潤社，2004

6章 腸管

1. 上部消化管

基礎知識

① 食道の解剖

食道は咽頭から胃を結ぶ管腔臓器で頚部食道，胸部上部食道，胸部中部食道，胸部下部食道，腹部食道に分類される（図6-1）[1]．各部位とCT画像については図6-1参照のこと．

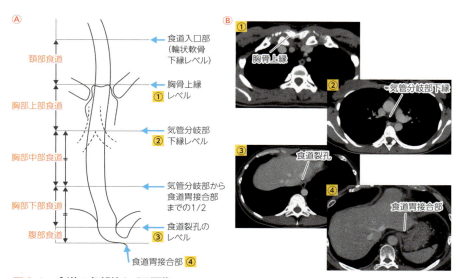

図6-1　食道の各部位とCT画像
Ⓐ：食道の各部位の名称と食道の区分．文献1より作成．Ⓑ：図Ⓐ中の ❶ 〜 ❹ の位置で撮影したCT画像

② 胃の解剖

胃は噴門部，胃底部または胃穹隆部，胃体部，胃角部，前庭部，幽門前部，幽門部に分けられる（図6-2）[2]．切除した胃の病変の局在には大弯および小弯を3等分し，それぞれの対応点を結んで胃を上部，中部，下部の3つに分ける方法（図6-3）および，小弯，大弯，前壁，後壁，全周性が使われる（図6-3）．各部位のCT画像については図6-4参照のこと．

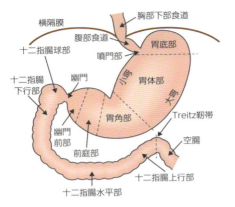

図6-2 胃と十二指腸の区分

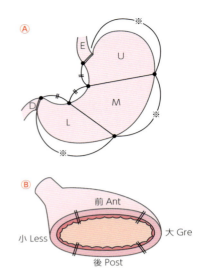

図6-3 胃の3領域区分（Ⓐ）と胃壁の断面区分（Ⓑ）

文献3より転載

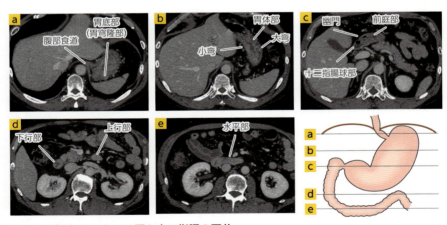

図6-4 造影CTにおける胃と十二指腸の区分
模式図中の a ～ e の位置で撮影した画像を示す

166　CT読影レポート、この画像どう書く？

胃壁には多数の**粘膜ヒダ**があり，特に胃体部で観察される．この粘膜ヒダは胃が虚脱すると目立って描出され，拡張すると引き伸ばされて目立たなくなる．

③ 十二指腸の解剖

十二指腸は球部，下行部，水平部，上行部からなる（図6-2）．球部は全周性に腹膜に覆われるが，下行部から上行部までは後腹膜腔に存在する．Treitz靱帯を超えると空腸となる．

異常所見

① 食道壁肥厚

食道の早期癌をCTで指摘するのは困難であり，内視鏡で指摘されていてもCTでは指摘困難な場合が多い．進行食道癌はCTでも指摘可能で，層構造が不明瞭で造影増強効果を有する壁肥厚を示す．

CTの重要な役割はリンパ節転移や遠隔転移をきちんと指摘することであり，特にNo. 106 recRリンパ節は必ずチェックすること（8章参照）．

レポート記載例　食道癌

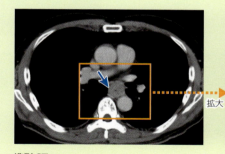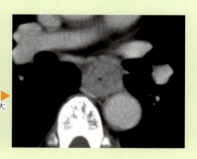

造影CT

50歳台男性，1年前より食事が喉に詰まる感じがする．

所見 胸部中部食道に全周性壁肥厚（➡）を認め，層構造が不明瞭で造影増強効果を示しています．食道癌が疑われます．内視鏡でご確認ください．

Impression 食道癌の疑い．

② 胃壁の肥厚

A) 層構造が不明瞭で造影増強効果を示す胃壁肥厚

　　早期胃癌をCTで指摘するのは困難であり，内視鏡で早期胃癌が指摘されていてもCTでは指摘困難な場合が多い．大きな胃癌はCTでも指摘可能で，層構造が不明瞭で造影増強効果を有する壁肥厚を示す．胃壁の正常な粘膜ヒダが分厚く見えることも多いが，胃粘膜の構造が保たれているかどうかで判断するとよい．

レポート記載例　胃癌

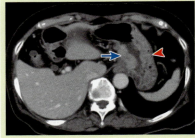

造影CT水平断像

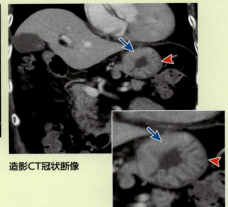

造影CT冠状断像

50歳台男性，食欲不振．

所見 胃体部小弯に層構造が不明瞭で造影増強効果を示す壁肥厚を認め（→），胃癌を疑います．

Impression 胃癌疑い．

〔小弯と大弯は同じ厚さだが大弯側は正常な胃粘膜ヒダであり，胃癌ではない（▶）〕．

B）胃の浮腫性壁肥厚＋潰瘍形成

浮腫性壁肥厚は，**粘膜の増強効果＋粘膜下層が肥厚して水濃度に近い低吸収を示す**場合に使用される．粘膜はやや厚く描出されて造影増強効果が強いことが多い．陥凹（深部まで及ぶ組織の欠損）を呈すると胃潰瘍と考える．

レポート記載例　胃潰瘍

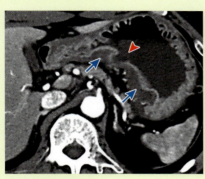
造影CT水平断像

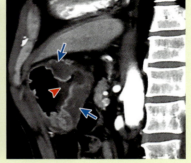
造影CT矢状断像

40歳台女性，上腹部痛．

所見　胃体部小弯側から前庭部後壁にかけて浮腫性壁肥厚（→）を認め，中央に陥凹（▶）を伴っています．胃潰瘍を疑います．

Impression　胃潰瘍疑い．

C) 広範囲な胃の浮腫性壁肥厚

　　胃の浮腫性壁肥厚を認めたら胃炎を疑うが，特に広範囲にみられる場合には，急性胃粘膜病変，急性胃アニサキス症，好酸球性胃炎などが鑑別にあがる[4]．急性胃アニサキス症はアレルギー反応で胃壁全体に浮腫性変化が生じることが多い[5]．

レポート記載例　急性胃アニサキス症

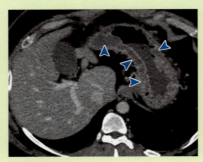

造影CT

30歳台男性，上腹部痛．昨晩，サバの寿司を食べた．

所見 胃に広範囲な浮腫性壁肥厚（▶）を認め，急性胃粘膜病変，急性胃アニサキス症などが鑑別にあがります．

Impression 胃炎疑い．アニサキスを含めた病歴のチェックをお願いします．
（その後，上部消化管内視鏡にて胃内部にアニサキスの虫体が確認された）

③ 十二指腸下行部内側の憩室

十二指腸下行部内側でVater（ファーター）乳頭の周囲に憩室がみられることが多く，傍乳頭憩室とよばれる．症状のない人でも観察される頻度が高い所見である．

> **レポート記載例** 十二指腸の傍乳頭憩室

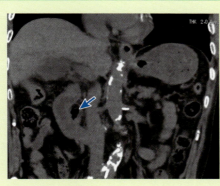
単純CT矢状断像

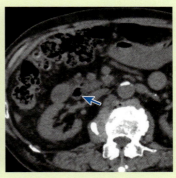
単純CT冠状断像

70歳台男性，無症状．
所見 十二指腸下行部内側に傍乳頭憩室を認めます（→）．
Impression 十二指腸傍乳頭憩室．

6章 腸管

2. 下部消化管

基礎知識

① 小腸の解剖

空腸と回腸の明確な境界はないが，空腸は小腸のうち口側約2/5で左上腹部に分布し，回腸は小腸のうち肛門側約3/5で右下腹部に分布する．小腸は腹膜腔側へ突出し，腹膜に覆われている．回腸から大腸へ移行する部位は回盲部とよばれる[2]．

② 大腸と直腸の解剖

盲腸と上行結腸の境界は**回盲弁上唇の高さ**で，上行結腸から横行結腸の移行部は**結腸肝弯曲部**，横行結腸から下行結腸の境界は**結腸脾弯曲部**とよばれる．下行結腸とS状結腸との境界は**ほぼ腸骨稜の高さ**である（図6-5）．盲腸，横行結腸，S状結腸は腹膜腔側へ突出し，腹膜に覆われる．上行結腸と下行結腸は後腹膜へ固定されており，後面は腹膜に覆われない[6]．図6-6にCTでの各結腸の位置を示す．

直腸は臨床的に **Rs**（rectosigmoid），**Ra**（rectum above the peritoneal reflection），**Rb**（rectum below the peritoneal reflection）に分けられている．S状結腸とRsの境界は仙骨岬角より第2仙椎の高さでRaとRbの境界部は腹膜反転部（およそ恥骨上縁と第5仙椎下縁を結ぶ線）である．Raの前面は腹膜に覆われ，Rbは腹膜に覆われない[6, 7]（図6-7）．

③ 下部消化管の読影

拡張のない小腸はしばしば塊状に抽出され，連続性を追うのは難しいことが多い．大腸は，直腸からS状結腸，下行結腸，横行結腸，上行結腸の順番に観察するとよい．S状結腸や横行結腸の連続性が追えないことがあるが，その場合は左後腹膜に固定されている下行結腸や右後腹膜に固定されている上行結腸から観察を再開する．

172　CT読影レポート、この画像どう書く？

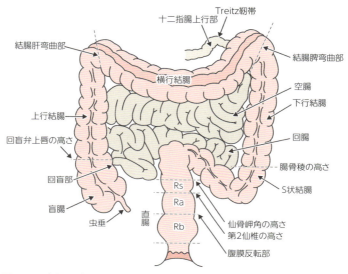

図6-5　小腸と大腸

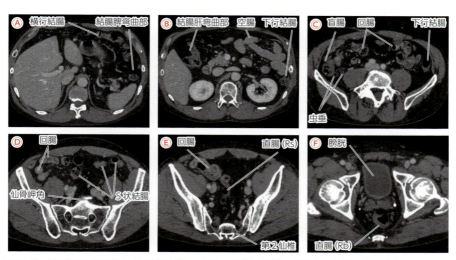

図6-6　造影CT水平断における小腸，大腸，直腸の区分（頭側からⒶ～Ⓕの順）

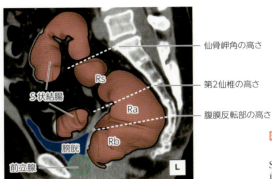

図6-7 単純CT矢状断像における直腸の区分
S状結腸から直腸は赤色，膀胱は青色，前立腺は緑色であらわしている

 異常所見

① 小腸壁肥厚

A）小腸の浮腫性壁肥厚

　正常な小腸壁は薄いのでCTでは壁構造が認識できない場合もある．**小腸炎**では小腸の一部または全体が軽度拡張して内部に液体貯留をきたすことが多い．さらに浮腫性壁肥厚を呈するときは積極的に炎症を疑う．

レポート記載例　小腸炎

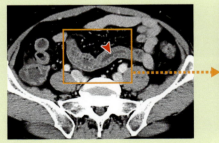
造影CT

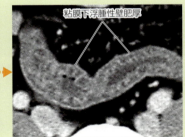
拡大像

50歳台男性，下腹部痛．
所見 小腸の軽度拡張（▶），液体貯留，浮腫性壁肥厚を認め，小腸炎を疑います．
Impression 小腸炎疑い．

B）小腸腫瘍による壁肥厚

層構造が不明瞭で造影増強効果を示す壁肥厚は腫瘍性病変を疑う．

レポート記載例　小腸腫瘍（悪性リンパ腫）

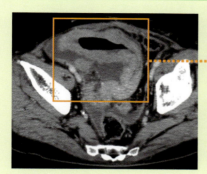
造影CT

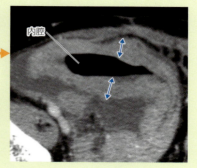
拡大像

70歳台男性，腹部膨満，食思不振．

所見 回腸に層構造が不明瞭で造影増強効果を示す壁肥厚（⬌）を認め，拡張を伴っています．小腸腫瘍が疑われます．特に，"aneurysmal dilatation"（memo参照）を示しており，悪性リンパ腫を疑います．

Impression 小腸腫瘍（特に悪性リンパ腫）疑い．

memo　Aneurysmal dilatation

悪性リンパ腫は柔らかく，壁肥厚しても腸管の狭窄をきたさずに，むしろAuerbach神経叢を侵して蠕動障害による腸管拡張を呈する．これをaneurysmal dilatationとよび，悪性リンパ腫に特徴的と言われている．

② 大腸壁肥厚

　壁肥厚が観察される場合，炎症では造影増強効果を有する粘膜と浮腫性壁肥厚を呈することが多く（図6-8Ⓐ，図6-9Ⓐ），腫瘍性病変では層構造が不明瞭で造影増強効果を示すことが多い（図6-8Ⓑ，図6-9Ⓑ）．ただし，**蠕動でも腸管壁が肥厚して見える場合があるので注意が必要である**．また，慢性の炎症性腸疾患では粘膜下に脂肪濃度を含むことがある．

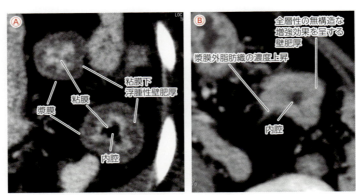

図6-8　大腸炎（Ⓐ）と大腸腫瘍（Ⓑ）の見え方の違い（造影CT）

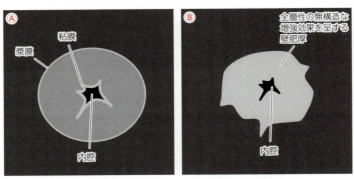

図6-9　大腸炎のシェーマ（Ⓐ）と大腸腫瘍のシェーマ（Ⓑ）

A）大腸の浮腫性壁肥厚

レポート記載例　大腸炎

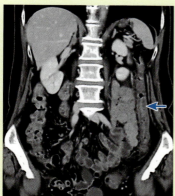

造影CT冠状断像

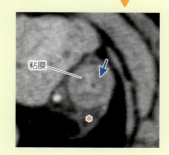

造影CT水平断像

拡大像

60歳台女性，左下腹部痛．

所見　下行結腸からS状結腸にかけて浮腫性壁肥厚を認め（→），周囲の脂肪織濃度上昇を伴っています（*）．大腸炎を疑います．病変の分布からは虚血性腸炎が考えやすいです．

Impression　大腸炎（特に虚血性腸炎）疑い．

memo　左半結腸～直腸の浮腫性壁肥厚を示す場合，虚血性腸炎，偽膜性腸炎，アメーバ赤痢などの頻度が高い．

B) 層構造が不明瞭で造影増強効果を示す壁肥厚

レポート記載例　大腸腫瘍

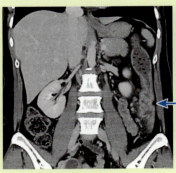

造影CT冠状断像

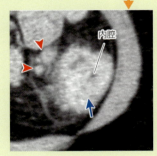

造影CT水平断像

拡大像

40歳台女性，1カ月以上くり返す血便．

所見　下行結腸に層構造が不明瞭で造影増強効果を示す壁肥厚を認め（→），大腸癌を疑います．小さな腸管傍リンパ節を複数認め（▶），リンパ節転移の疑いがあります．

Impression　大腸癌＋リンパ節転移疑い．

③ 小腸の拡張：腸閉塞とイレウス

「急性腹症診療ガイドライン2015」では腸閉塞とイレウスは区別するように記載されている[8]．腸閉塞は腸管に閉塞機転が存在して口側が拡張する状態で，癒着性，腸管捻転，癌による閉塞，食餌性，ヘルニアなどが原因としてあげられる．一方でイレウスは，いわゆる麻痺性イレウスを指し，蠕動低下による腸管拡張を示し，腹膜炎や腸管虚血などが原因としてあげられる．

memo **小腸拡張と小腸ヒダ**

小腸は外膜から外膜までの径が3cmを超えると拡張とされるが，実際には内部の液体貯留や末梢側の虚脱状況などから総合的に判断する．小腸には小腸ヒダ（Kerckring'sヒダ：ケルクリング）が存在するが，拡張のない小腸では少量の液体を含む管状構造や軟部濃度を呈する塊のように見え，小腸壁やヒダは同定できないが，小腸が拡張するとヒダが目立ってくる．また，拡張した腸管に櫛の歯のような小腸ヒダが観察されたら小腸と考える（図6-10）．

腸閉塞やイレウスの読影では，空気と脂肪の違いが十分に認識される程度にウィンドウ幅をやや広げて（ウィンドウ幅400程度），観察する（図6-11）．また，水平断面で管状構造を追跡する際に上下に折りかえる部位で連続性を見失いやすいので注意が必要である（図6-12）．

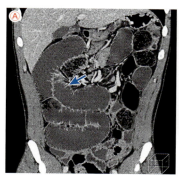
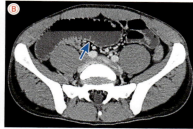

図6-10 小腸拡張と小腸ヒダの例
造影CT 冠状断像（Ⓐ）と水平断像（Ⓑ）．矢印（→）は小腸ヒダ

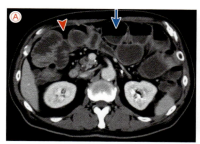
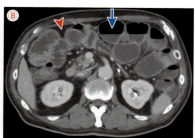

図6-11 WW/WLの調整による見え方の違い
Ⓐ：WW/WL 250/50，Ⓑ：WW/WL 400/20．
WW/WL 250/50では小腸内の空気と腹腔内脂肪織との濃度コントラストがつかないので，腸閉塞やイレウスの評価は困難であるが，WW/WL 400/20では小腸内の空気（→）と腹腔内脂肪織（▶）の区別が可能である

小腸の一部が拡張し，内部の液体貯留や液体とガス貯留によるniveau像を呈する場合には腸閉塞やイレウスを疑って，thin slice上で胃，十二指腸から丹念に拡張した腸管をたどっていく．小腸拡張のdecision treeに関して図6-13にまとめる．**腸管の径が急に細くなって狭窄または閉塞する所見を"径変化＝caliber change"**とよぶが，このような閉塞機転が**あれば腸閉塞，なければ麻痺性イレウス**を疑う．

十二指腸からの追跡が困難な場合は，拡張した部分を適当に選び，(実際には

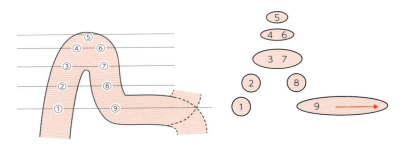

図6-12　腸管の追跡方法

① → ② → ③と観察した時点で⑦が現れて，内腔が広く細長くなる．これが上下に折りかえる前触れである．そのままの方向にスライス位置を移動させると辺縁において楕円形が徐々に小さくなっていくことが確認できる (④ → ⑤)．その後，スライス移動の方向を上下逆転して⑥ → ⑦ → ⑧と観察していくとその先に連続する管腔構造が観察できる．また，スライスと平行に走行する腸管 (⑨) では，細長い楕円の一番端 (→) まで追跡し，その端から上下どちらかに走行する腸管を探すと良い

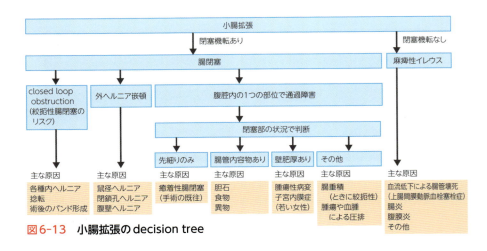

図6-13　小腸拡張のdecision tree

わからないが）口側と肛門側の両方向に追跡して拡張した腸管の全体像を把握する．冠状断像や矢状断像も使用するとわかりやすい．口側と肛門側がいずれも狭窄している状態があれば，これをclosed loop obstructionとよぶ（図6-14）.

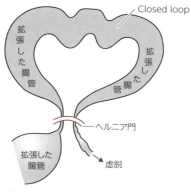

図6-14　Closed loop obstruction

A-1) Closed loop obstruction

　血流障害が生じた腸閉塞を「絞扼性腸閉塞」とよび，closed loop obstructionにおいてその危険性が高い．Closed loopが形成されると，入り口での圧迫や捻転により脈管が圧迫され，まず静脈が閉塞するが，血圧が高い動脈は開存するため，closed loop内がうっ血する．これにより腸管の浮腫性壁肥厚や腸間膜の浮腫性変化が出現する（図6-15Ⓐ）．時間が経過すると腸管壁内に出血を起こし，腸間膜の浮腫性変化も高度になる（図6-15Ⓑ，図6-16）．さらに高度なうっ血により圧迫や捻転が増悪すると動脈も閉塞してしまい，腸管壊死や周囲の血性腹水が出現する．腸閉塞の画像診断には血性腹水貯留や腸管壁内血腫や壁の増強効果の消失を判断するために，単純CTと造影CTで評価することが肝要である．

　腸管壁が完全に壊死すると腸管内のガスが腸管壁や静脈内に移行して，門脈内ガス（110頁参照）を呈することもある．Closed loop obstructionをみつけたら腸切除を念頭に外科医への連絡が必要である．

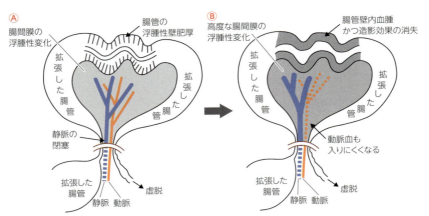

図6-15　Closed loop内のうっ血による変化（Ⓐ）と高度なうっ血による変化（Ⓑ）

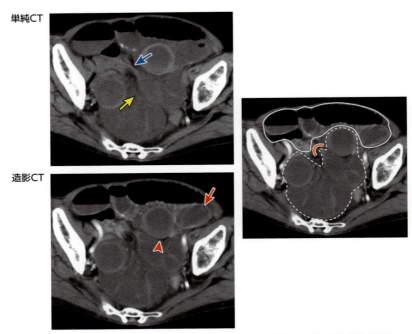

図6-16　Closed loop obstructionによる絞扼性小腸閉塞の例（60歳台男性）
骨盤内の点線内は限局的に拡張した小腸ループであり，「⌒」で示した部分がヘルニア門であり，「→」がcaliber changeの部位である．右図の実線内の腸管壁には造影増強効果がみられる（▶）一方で，点線内の腸管壁は淡い高吸収を示し（▶），造影増強効果がみられないことから壁内血腫が示唆される．腸間膜は浮腫性変化と思われる濃度上昇を示している（⇨）．手術によりclosed loop obstructionによる絞扼性小腸閉塞であることが確認された

A-2) Closed loop obstruction：術後のバンド形成による

術後に形成されたバンドに小腸が陥入すると，closed loop obstruction を形成する．

> **レポート記載例**　術後のバンド形成による closed loop obstruction

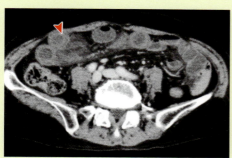

造影CT水平断像

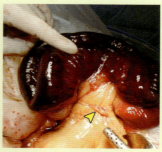

術中写真

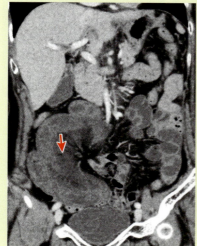

造影CT冠状断像

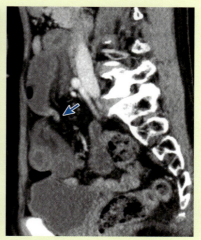

造影CT矢状断像

70歳台女性，上腹部痛．

所見　小腸の一部に拡張と内部の液体貯留を認め，closed loop（→）を形成しています．腸間膜の脂肪織濃度上昇（→）がみられ，腸管壁は浮腫性に肥厚（▶）してお

183

り腸管壁の造影増強効果は乏しく，絞扼性小腸閉塞が疑われます．

Impression 絞扼性小腸閉塞の疑い．

（その後の手術で，開腹術後に形成されたバンド（▷）に小腸が陥入しており絞扼性小腸閉塞をきたしていたことが確認された．腸管壁は暗赤色であり腸管壊死が確認された）

A-3) Closed loop obstruction：小腸捻転

　　術後の癒着を契機に起こることが多い．画像上は，closed loop obstructionを示し，さらに腸間膜動静脈が回転して，捻転に特徴的なwhirl sign（**ワールサイン**）を呈する（図6-17）．ちなみに筆者は駆け出しの放射線科医だったころ正常なCTで腸間膜動脈がwhirl signのように見えて気になったが，現在はclosed loopの有無やwhirl sign＋同部での静脈途絶（＋末梢側の静脈拡張や造影不良）などの所見を総合して捻転と判断している[9]．

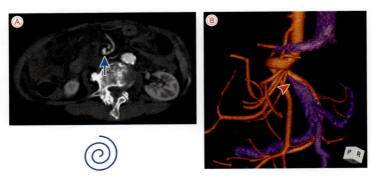

図6-17　Whirl sign

Ⓐ：ダイナミックCT動脈相．上腸間膜動脈の渦巻きサイン（whirl sign）を認める（→）．Ⓑ：ダイナミックCT遅延相から作成した3D再構成画像．末梢側の上腸間膜静脈拡張と途絶を認める（▶）

レポート記載例　小腸捻転

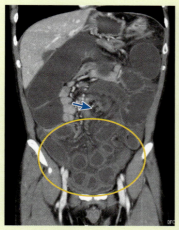

造影CT冠状断像

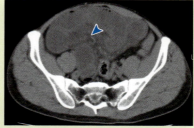
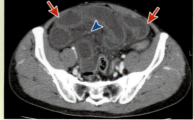

単純CT（上），造影CT水平断像（下）

60歳台男性，腹痛．

所見 小腸が拡張し内部に液体貯留を伴っています．骨盤内に拡張して一塊となった小腸ループ（◎）を認め，腸間膜の浮腫性変化を伴っています（▶）．腹部正中に whirl sign がみられ（→），closed loop obstruction を疑います．小腸捻転による腸閉塞と考えます．Closed loop 内の腸管粘膜の造影増強効果は保たれています（→）．

Impression 小腸捻転．外科的処置を検討してください．

（その後，術後の癒着を契機とした小腸捻転と診断された．癒着解除のみで腸管切除は行われなかった）

B) 外ヘルニア嵌頓

外ヘルニアは腹腔臓器が腹膜の外へ脱出する病態である．ヘルニア門が広い場合には腸閉塞を起こさないことがほとんどであるが，ヘルニア門が狭く嵌頓を起こすと腸閉塞の症状を呈する．

レポート記載例　外ヘルニア嵌頓（閉鎖孔ヘルニア嵌頓）

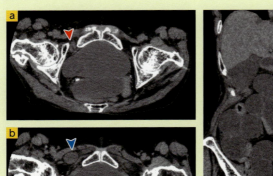
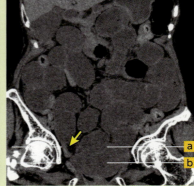

すべて単純CT
a，b はそれぞれ，右の画像の a，b の位置で撮影した画像

80歳台女性，腹痛と右大腿部の大腿内側の放散痛．

所見　小腸は拡張し内部に液体貯留を伴っています．右閉鎖孔付近に caliber change（⇨）がみられ，右閉鎖孔（▶）から脱出した小腸ループ（▶）を認め，閉鎖孔ヘルニア嵌頓による腸閉塞と考えます．

Impression　右閉鎖孔ヘルニア嵌頓．

memo　閉鎖孔ヘルニアは，痩せ型の高齢女性に多い．閉鎖孔ヘルニアにおける大腿内側の放散痛は Howship-Romberg 徴候と呼ばれ，本疾患に特徴的である．

C) 癒着性腸閉塞

1つの部位で通過障害を起こす場合，閉塞部位で先細りするだけなら癒着性腸閉塞を疑う．

レポート記載例　癒着性腸閉塞

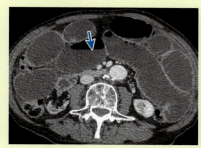

造影CT水平断像

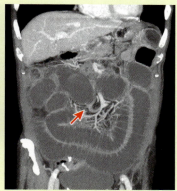

造影CT冠状断像

70歳台男性，腹痛（20年前に胃癌術後）．

所見 小腸が拡張し，液体とガスが貯留してniveau像を呈しています（→）．拡張した小腸の末端にcaliber changeを認め（→），先細りするように狭窄しています．狭窄部に腫瘍性病変や腸管内容物などは指摘できず，癒着性腸閉塞と考えます．

Impression 癒着性腸閉塞．

D) 食餌性腸閉塞

　1つの部位で通過障害を起こす場合，閉塞部位の手前に腸管内容物が観察されれば，それによる閉塞を疑う．食物残渣，果物の種，胆石などが閉塞機転となりうる．

レポート記載例　食餌性腸閉塞

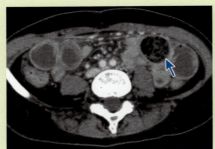

造影CT水平断像

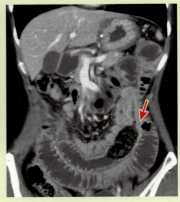

造影CT冠状断像

40歳台女性，スイートポテトを大量に食べた数時間後から腹痛が出現．

所見　上部小腸が拡張し，液体が貯留しています．拡張した小腸の末端に便塊様の軟部濃度（→）を認め，直後にcaliber change（→）があり，肛門側は虚脱しています．食餌性腸閉塞と考えます．

Impression　食餌性腸閉塞．

E) 小腸腫瘍による腸閉塞

1つの部位で通過障害を起こす場合，閉塞部位に壁肥厚があれば腫瘍性病変による閉塞を疑う．ただし若い女性では子宮内膜症が鑑別にあがる．

レポート記載例　小腸腫瘍による腸閉塞

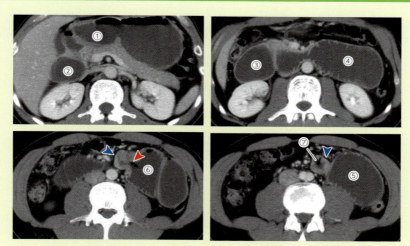

すべて造影CT

造影CTにおいて上図のように①から⑦の順に連続性を追うと，閉塞機転の部分（►）で全層性の造影増強効果を有する壁肥厚が指摘される．

40歳台男性，腹痛．

所見 胃から上部小腸が拡張し，内部に液体貯留を認めます．拡張した小腸の末端にcaliber change（►）がみられ，層構造が不明瞭で造影増強効果を示す壁肥厚を認めます（►）．小腸腫瘍による腸閉塞と考えます．

Impression 腸閉塞．小腸腫瘍疑い．
（後日，外科的処置が施行され小腸癌と診断された）

④ 大腸の拡張：腸閉塞とイレウス

　　大腸は外膜から外膜まで5cmを超えると拡張とされるが，実際には内部の便塊・液体・ガスの貯留や末梢側の虚脱状況などから総合的に判断する．また拡張した腸管に大きな大腸ヒダ（ハウストラ）が観察されたら大腸と考える（図6-18）．

　　大腸が拡張している場合には，盲腸と直腸の両端から追跡して径変化（caliber change）の有無を確認する．**閉塞機転があれば腸閉塞，なければ麻痺性イレウス**を疑う．大腸拡張のdecision treeを図6-19にまとめる．

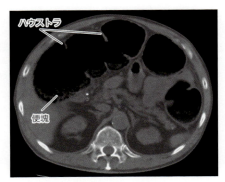

図6-18　大腸の拡張と大腸ヒダ（ハウストラ）の例（単純CT）

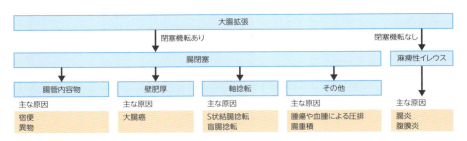

図6-19　大腸拡張のdecision tree

A）腸管内容物による閉塞

閉塞部位に腸管内容物が観察される場合は，それによる閉塞を疑う．

> **レポート記載例**　宿便性大腸閉塞
>
>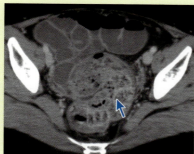
> 造影CT水平断像
>
>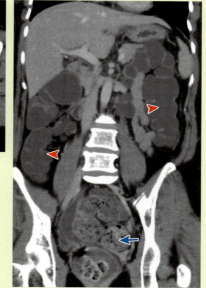
> 造影CT冠状断像
>
> 40歳台女性，腹痛．
>
> **所見**　上行結腸からS状結腸にかけて全体に拡張がみられ（▶），内部に液体貯留を伴っています．拡張の肛門側では宿便と思われる軟部濃度が腸管内に充満しており（→），閉塞機転となっています．宿便性大腸閉塞と考えます．
>
> **Impression**　宿便性大腸閉塞．

B) 壁肥厚による大腸閉塞

閉塞部位に壁肥厚があれば，腫瘍性病変による閉塞を疑う．

レポート記載例　大腸癌による大腸閉塞

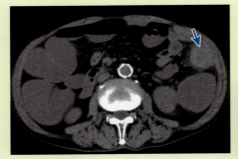
単純CT水平断像

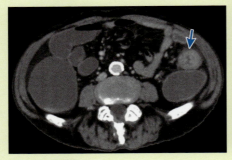
造影CT水平断像

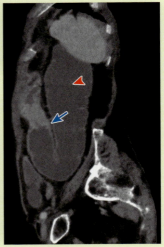
造影CT矢状断像

80歳台女性，腹痛，血便．

所見　上行結腸からS状結腸にかけて拡張を認め（▶），液体貯留を伴っています．拡張の肛門側では層構造が不明瞭で造影増強効果を示す全周性壁肥厚を認め（→），内腔の高度狭窄を呈して閉塞機転となっています．大腸癌による大腸閉塞と考えます．

Impression　大腸癌による大腸閉塞．

C) 軸捻転による閉塞

大腸の閉塞部位に先細りする狭窄があれば捻転を疑う．また，大腸の癒着性腸閉塞の頻度は低いため，あまり鑑別にはあげない．

レポート記載例　S状結腸軸捻転

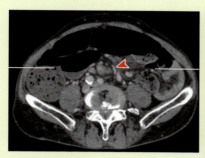
造影CT水平断像

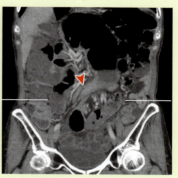
造影CT冠状断像

80歳台男性，腹痛（画像中の白線は，水平断像，冠状断像の撮像位置を示す）．

所見　上行結腸からS状結腸にかけて拡張を認め，特にS状結腸の拡張が高度です．拡張の肛門側には先細りする狭窄を認め（▶），S状結腸軸捻転による腸閉塞と考えます．

Impression　S状結腸軸捻転による腸閉塞．

（その後，内視鏡によりS状結腸軸捻転と診断され，捻転も解除された）

---

⑤ 消化管周囲の遊離ガス，糞便：穿孔・穿通

「穿孔」とは消化管，尿管，心，血管，気管，気管支などの管腔臓器の壁に全層性の穴が開くこと，あるいは開いた状態である．ただし，**消化管において穴があいた部位が隣接する組織，臓器により被覆された状態は「穿通」**とよんで区別する．

消化管の穿孔は胃，十二指腸，大腸に多く，消化性潰瘍，悪性腫瘍，腸閉塞，腸管異物，宿便性潰瘍，外傷，憩室，医原性などが原因としてあげられる．

消化管穿孔があると腹腔内に遊離ガスが出現し，特に大腸の穿孔では腸管外に便塊が出現する．

腹腔内の遊離ガスを検索する際に，WWが狭いと脂肪内に存在する小さい遊離ガスが検出しにくいので，WWを広め（少なくとも400以上）に設定したほうがよい．

CTで腸管外のガスまたは便塊を見た場合に，穿孔/穿通部位の推定ができると臨床上とても有意義である．**水，空気，便塊などの濃度が腸管内から外へ連続する所見いわゆる壁欠損像**は，穿孔部位を示唆する直接所見となる．

A）胃壁の欠損像

胃潰瘍では浮腫性壁肥厚と陥凹を呈するが，穿孔をきたすと壁欠損の所見を示す．胃内腔から壁外にかけて，水や空気の濃度が連続する所見を thin slice で探すとよい．

レポート記載例　胃潰瘍穿孔

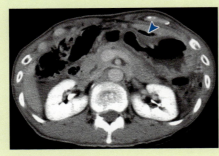
造影CT水平断像

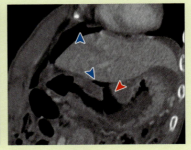
造影CT斜矢状断像

50歳台男性，上腹部痛，発熱．
所見　肝臓から胃前庭部周囲に遊離ガスを認め（▶），消化管穿孔と考えます．胃前庭部の小弯側を中心に浮腫性壁肥厚を認め，一部で壁欠損像（▶）がみられます．胃潰瘍穿孔と考えます．
Impression　胃潰瘍穿孔．

B) 十二指腸球部前壁の壁欠損像

　十二指腸潰瘍は球部前壁に頻度が高く，穿孔をきたすと壁欠損の所見が観察できることが多い．壁欠損像は小さいがthin sliceで観察することで，95％以上で指摘可能との報告がある[9]．

レポート記載例　　**十二指腸球部前壁穿孔**

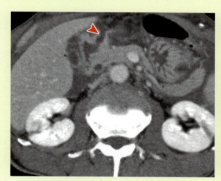

造影CT水平断像

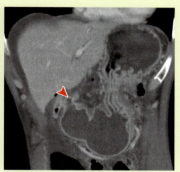

造影CT冠状断像

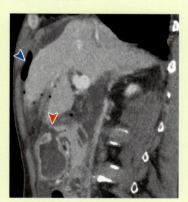

造影CT矢状断像

40歳台男性，上腹部痛．

所見　腹腔内に遊離ガスを認め（▶），消化管穿孔が示唆されます．十二指腸球部前壁に壁肥厚を認め，壁欠損像を伴っています（▶）．十二指腸潰瘍穿孔と考えます

Impression　十二指腸球部前壁穿孔．

C) 直腸の壁欠損

腸管外に便塊を認めた場合は，大腸穿孔や穿通と考えられる．下部消化管の穿孔では壁欠損像は指摘困難なことが多いが，便塊が腸管内腔から壁外にかけて連続して観察された場合は，壁欠損と考える．

> **レポート記載例**　直腸穿通
>
>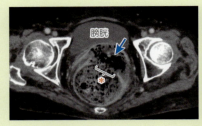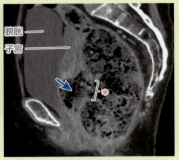
>
> 造影CT水平断像　　造影CT矢状断像
>
> 80歳台女性，下腹部痛，発熱．
>
> **所見**　直腸内に便塊の貯留を認めます．直腸と子宮の間の腸管外に糞便が貯留しており（➡）腸管穿通が示唆されます．直腸前壁の一部が欠損しており（*），同部の穿通と考えます．
>
> **Impression**　直腸前壁の穿通．

⑥ 結腸壁の限局的な突出

A）結腸憩室

結腸は盲腸からS状結腸を指す言葉である．結腸には，内膜の一部が外膜側へ袋状に飛び出す"憩室"がしばしば形成される．憩室内には糞便，ガス，糞石やバリウムなどが含まれるため，憩室内部はCT画像上でさまざまな濃度を呈する．

レポート記載例　結腸憩室

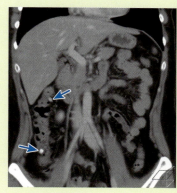 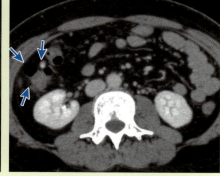

造影CT冠状断像　　　　　造影CT水平断像

50歳台男性，無症状．

所見　上行結腸に複数の憩室を認めます（→）．

Impression　結腸憩室．

B) 憩室の周囲の脂肪織濃度上昇

腹痛があり，痛みの位置と一致した憩室の周囲に脂肪織濃度上昇（dirty fat sign，15頁参照）がみられた場合には憩室炎と考える．

レポート記載例　憩室炎

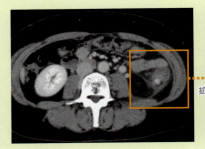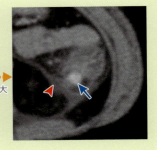

造影CT

30歳台女性，左側腹部痛．

所見 下行結腸内側に脂肪織濃度上昇（▶）を認め，その中央に憩室（→）がみられます．憩室炎を疑います．下行結腸は浮腫性壁肥厚を示しており，炎症の波及が示唆されます．

Impression 下行結腸憩室炎．

memo　糞石は，水分が吸収され固くなった糞便であり，憩室や虫垂の中に結節状の高吸収域として観察される．

⑦ 虫垂

虫垂は盲腸の内後側壁から突出する 8〜9cm 程度の盲管である．

A) 正常虫垂

正常な虫垂は径 6mm 以下で，内部にガスを含むことがほとんどである．

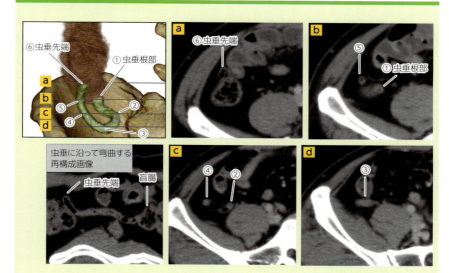

レポート記載例　正常虫垂

CT画像から作成した3D再構成画像（左上）の a 〜 d の位置で撮影した造影CT画像．各断面で①〜⑥がどう見えるかを示した．左下は，虫垂に沿って弯曲する再構成画像．虫垂全体がどのような所見であるかを1枚の画像で確認できる．

40歳台男性，腹痛．虫垂炎除外目的．

所見 虫垂の腫大はなく，内部にガスを含んでいます．虫垂炎は否定的です．

Impression 虫垂炎の所見はありません．

B) 虫垂腫大と内部の液体貯留，壁肥厚，虫垂周囲の脂肪織濃度上昇

　　虫垂炎では虫垂腫大と内部の液体貯留および壁肥厚がみられる．虫垂根部に糞石が嵌頓すると，虫垂の先端が拡張して内部に液体が貯留する．炎症が周囲に波及すると虫垂周囲の脂肪織濃度上昇をきたす．

　　CTで虫垂炎を探す方法としてさまざまな教科書に，「回盲部と盲腸を同定して盲腸から分岐する管状構造（虫垂）を探す」と書いてあり，この方法で診断できれば良いが，しばしば困難である．その場合，以下の方法を試すと良い．**まず上行結腸から尾側へ追跡して盲腸のだいたいの位置を確認する**．盲腸周囲を**thin slice の水平断像で丹念に観察**し，内部の液体貯留と壁肥厚を伴う**管状構造（ヒダがなく，水風船またはソーセージのような所見）を探す．脂肪織濃度上昇がある場合には，その中央に炎症の原因が存在**することが多い．病変がみつかったら，**管状構造の連続性を追跡し，一方が盲端に終わり，一方が盲腸へ連続したら，虫垂炎と診断**する．管状構造の追跡は**図6-12**（180頁参照）に示した点に注意して追跡すること．また，非典型的な虫垂炎は放射線診断医でも診断が難しいことがあるので，虫垂炎の診断に自信がない場合には，早めに上級医へコンサルトすれば良い[10]．

レポート記載例　虫垂炎

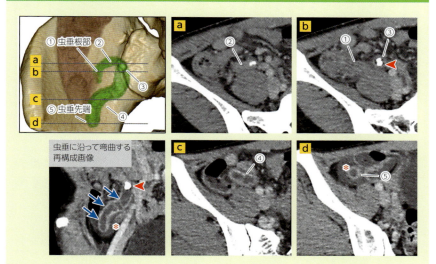

CT画像から作成した3D再構成画像（左上）の a ～ d の位置で撮影した造影CT画像．各断面で①～⑤がどう見えるかを示した．左下は，虫垂に沿って弯曲する再構成画像．虫垂全体（→）がどのような所見であるかを1枚の画像で確認できる．

30歳台女性，右下腹部痛．

所見　虫垂内には液体貯留があり，造影増強効果を有する壁肥厚を伴い，周囲脂肪織濃度上昇（*）もみられます．虫垂根部は虚脱し，糞石（▶）を伴っています．虫垂炎として矛盾しません．

Impression　虫垂炎．

C）その他の虫垂炎の例

　　虫垂炎は多彩な画像所見を呈しうるので，可能であれば病院の過去画像やインターネットを利用して虫垂炎の画像をなるべく多く見ておいたほうが良い．少しでも参考になればと図6-20に3例の虫垂炎を提示する．

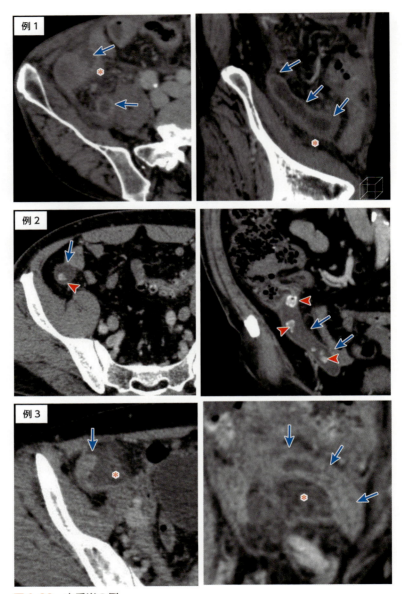

図6-20 虫垂炎の例

例1:40歳台男性，右下腹部痛．例2:60歳台女性，右下腹部痛．例3:50歳台男性，右下腹部痛．左側の造影CT水平断像では虫垂腫大と内部の液体貯留（→），周囲脂肪織濃度上昇（∗），糞石（▶）などが観察される．右側の再構成画像は，虫垂に沿って弯曲する再構成画像で虫垂炎全体がどのような所見であるかを1枚の画像で確認できる

6章の参考文献

1）「臨床・病理 食道癌取扱い規約 第11版」（日本食道学会／編），金原出版，2015

2）「新版 岡嶋解剖学」（三井但夫，他／改訂著），杏林書院，1993

3）「胃癌取扱い規約 第15版」（日本胃癌学会／編），金原出版，2017

4）Shibata E, et al：CT findings of gastric and intestinal anisakiasis. Abdom Imaging, 39：257-261, 2014

5）堀野 敬，他：血清免疫学的検査で膵アニサキス症が疑われた1例．日本消化器外科学会雑誌，40：186-191，2007

6）「大腸癌取扱い規約 第9版」（大腸癌研究会／編），金原出版，2018

7）「ここまでわかる急性腹症のCT 第3版」（荒木 力／著），メディカル・サイエンス・インターナショナル，2018

8）「急性腹症診療ガイドライン2015」（急性腹症診療ガイドライン出版委員会／編），医学書院，2015

9）Oguro S, et al：64-Slice multidetector computed tomography evaluation of gastrointestinal tract perforation site：detectability of direct findings in upper and lower GI tract. Eur Radiol, 20：1396-1403, 2010

10）「腹部のCT 第3版」（陣崎雅弘／編），メディカル・サイエンス・インターナショナル，2017

6章
腸管

7章 血管，血腫

1. 血管

基礎知識

① 大動脈の解剖

大動脈の解剖を以下（図7-1）にまとめる．

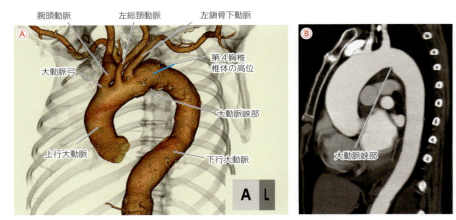

図7-1　ダイナミックCTから作成した動脈の3D再構成画像（Ⓐ）とダイナミックCT矢状断像（Ⓑ）

上行大動脈：大動脈口から腕頭動脈分岐部まで．
大動脈弓部：腕頭動脈分岐部から第4胸椎椎体のレベルまで[1, 2]とされる．また，大動脈峡部（memo参照）までと記載している文献もある[3]．
下行大動脈：大動脈弓部後部から横隔膜大動脈裂孔のレベルまで．
腹部大動脈：横隔膜大動脈裂孔のレベルから両側総腸骨動脈の分岐部まで[3]．

> **memo**　大動脈峡部とは大動脈の左鎖骨下動脈分岐直後の部分であり，胎生期に動脈管を含んでいた部位である．わずかにくびれを形成していることがある．外傷性胸部大動脈損傷の好発部位である．

② 腹部大動脈と主な分枝の解剖 (図7-2)

　腹部大動脈の臓器を栄養する主な枝として，腹腔動脈（CA），上腸間膜動脈（SMA），両側腎動脈，下腸間膜動脈（IMA）などがあげられる．一般的に腹腔動脈は左胃動脈，脾動脈，総肝動脈（CHA）の3枝に分かれるが，実際はvariation（正常変異）の頻度が高い．

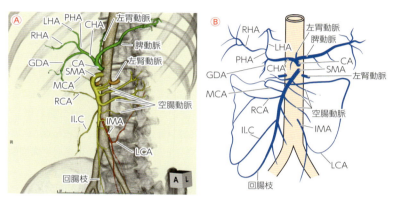

図7-2 ダイナミックCTから作成した腹部大動脈の3D再構成画像（Ⓐ）と腹部大動脈の主な分岐（Ⓑ）
図中の略語の日本語訳は，表7-1を参照

表7-1　腹部大動脈の主な分枝の名称

CA：腹腔動脈（celiac artery），CHA：総肝動脈（common hepatic artery），PHA：固有肝動脈（proper hepatic artery），GDA：胃十二指腸動脈（gasroduodenal artery），RHA：右肝動脈（right hepatic artery），LHA：左肝動脈（left hepatic artery），脾動脈（splenic artery），左胃動脈（left gastric artery）
SMA：上腸間膜動脈（superior mesenteric artery），空腸動脈（jejunum artery），MCA：中結腸動脈（middle colic artery），RCA：右結腸動脈（right colic artery），Il.C：回結腸動脈（ileocolic artery）
IMA：下腸間膜動脈（inferior mesenteric artery），LCA：左結腸動脈（left colic artery）[4]

表の色わけは，図7-2Ⓐの図中の腹部大動脈の色わけと一致している

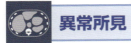 **異常所見**

大動脈解離と大動脈瘤はしばしば同時に存在し，その場合には解離性大動脈瘤とよばれる．関連用語が多いため初学者にはまず**大動脈解離と大動脈瘤のCT所見を別々に理解**することをお勧めする．また，大動脈瘤・大動脈解離診療ガイドラインを一読するとよい[2]．

① 大動脈解離

「大動脈壁が中膜のレベルで2層に剥離し，動脈走行に沿って少なくとも1〜2 cm以上の長さで2腔になった状態」とされている[2]．上行大動脈に解離が及べば**Stanford分類A型**，上行大動脈に解離がなければ**Stanford分類B型**となる．

大動脈解離では本来の動脈内腔を**真腔（true lumen）**，壁内に新たに生じた腔を**偽腔（false lumen）**とよぶ．真腔と偽腔の交通がない場合を**偽腔閉鎖型大動脈解離**とよび，交通がある場合を**偽腔開存型大動脈解離**とよぶ．これら偽腔閉鎖型大動脈解離と偽腔開存型大動脈解離のレポートを記載する際には，それぞれにおいて用語や書き方が違うので，その違いを意識して理解する必要がある．

A）偽腔閉鎖型大動脈解離でみられる所見

● 三日月状の淡い高吸収域

単純CTで**三日月状の淡い高吸収域**が大動脈壁に沿ってある程度の縦方向の広がりをもって存在していれば，偽腔閉鎖型大動脈解離と考える（**図7-3**）．造影CTのみでは，偽腔閉鎖型大動脈解離と壁在血栓による三日月型の低吸収域との区別が困難なことがある．

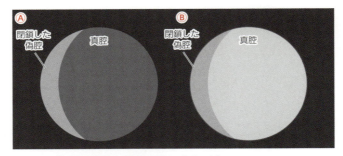

図7-3　偽腔閉鎖型大動脈解離のイメージ
Ⓐ：単純CT，Ⓑ：造影CT

レポート記載例　偽腔閉鎖型大動脈解離

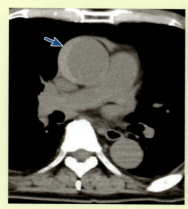
単純CT

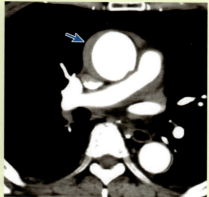
ダイナミックCT動脈相

60歳台男性，突然の胸痛．

所見　上行大動脈の壁に沿って三日月状の淡い高吸収域（→）を認め，偽腔閉鎖型大動脈解離と考えます．造影後に偽腔への造影剤流入はみられず，大動脈径の拡大もありません．

Impression　偽腔閉鎖型大動脈解離 Stanford 分類 A 型．

　偽腔閉鎖型大動脈解離では Stanford 分類に加えて，**ulcer like projection（ULP）の有無**をレポートに記載する．**ULP とは偽腔の一部に，造影剤が突出した状態**である（図7-4）[2]．ULP が存在する場合には侵襲的治療を考慮する必要があり重要である．

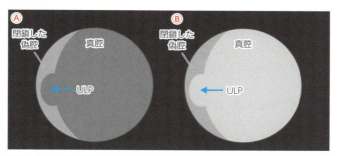

図7-4　偽腔閉鎖型大動脈解離に生じた ULP のイメージ
Ⓐ：単純CT，Ⓑ：造影CT

レポート記載例　ULPを伴う偽腔閉鎖型大動脈解離

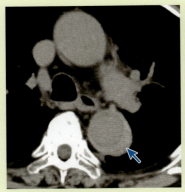
単純CT水平断像

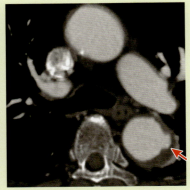
造影CT水平断像

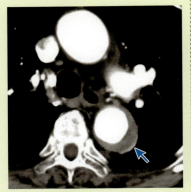
造影CT水平断像
[発症時]

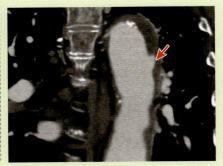
造影CT冠状断像
[1ヵ月後の経過観察]

80歳台女性，突然の胸痛．

所見　下行大動脈壁に沿って三日月状の淡い高吸収域（→）を認め，偽腔閉鎖型大動脈解離と考えます．上行大動脈に解離は指摘できません．

Impression　偽腔閉鎖型大動脈解離 Stanford 分類 B 型．

1ヵ月後の所見　前回，下行大動脈に指摘されていた偽腔閉鎖型大動脈解離の一部に造影剤の流入が出現しており（→），ULP を疑います．

Impression　偽腔閉鎖型大動脈解離 Stanford 分類 B 型，経過観察．ULP が出現．

B）偽腔開存型大動脈解離でみられる所見

● 隔壁（flap）と隔壁裂孔（tear）

偽腔開存型大動脈解離は単純CTでは指摘困難なことが多い．造影CTで，真腔と偽腔および大動脈内部に上下に連なる**隔壁（flap）**が指摘されれば偽腔開存型大動脈解離と考える．真腔と偽腔は**隔壁裂孔**（**tear**：テア，ティアと読むと涙の意味になる）で交通しており，上流のtearを**入口部（entry）**，下流のtearを**再入口部（re-entry）**とよぶ（図7-5）[2]．動脈径が拡大することが多く，最大短径を記載するとよい．

> **memo** 真腔と偽腔の見分け方
>
> 通常は，真腔が狭く，偽腔が広い．Re-entryが形成されるためには偽腔の内圧が真腔より高くなる必要があるので，偽腔の方が大きな腔であるのは容易に想像できる．また，心臓の大動脈弁の直上は真腔であり，thin sliceで大動脈弁から真腔を追跡していけば，真腔と偽腔の区別が可能である．

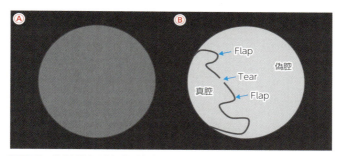

図7-5 偽腔開存型大動脈解離のイメージ
Ⓐ：単純CT，Ⓑ：造影CT

レポート記載例　偽腔開存型大動脈解離

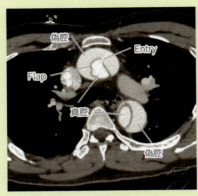
Entryのレベル（ダイナミックCT）

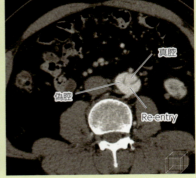
Re-entryのレベル（ダイナミックCT）

70歳台女性，突然の胸痛．

所見　上行大動脈から腹部大動脈にかけて大動脈内部にflapを認め，偽腔開存型大動脈解離と考えます．上行大動脈と腹部大動脈腎動脈下レベルにentryとre-entryを認めます．動脈径の拡大はありません．

Impression　偽腔開存型大動脈解離．

C) モーションアーチファクト

　大動脈解離がないのにモーションアーチファクトによって上行大動脈内腔の隔壁構造があるように見えることがある．CTのX線管球が体のまわりを1周して情報を収集する間に心臓が拍動すると，この動きにより大動脈壁がブレて二重に描出される．大動脈周囲に存在する肺動脈や肺実質などにもブレが生じているとモーションアーチファクトを強く疑う．どうしても判断できないときは心電図同期のもとにCTを撮影するとよい．

> **レポート記載例** モーションアーチファクト

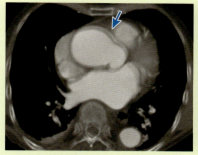
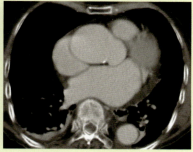

ダイナミックCT動脈相　　　　　　　　ダイナミックCT平衡相

60歳台男性，胸痛，大動脈解離の除外目的．
所見 造影早期相で上行大動脈の内腔に隔壁構造があるようにも見えますが（→），平衡相では不明瞭であり，モーションアーチファクトと考えます．
Impression 大動脈解離はありません．

D）大動脈の壁在血栓と潰瘍形成

　動脈硬化では，ぶ厚い壁在血栓をしばしば認め，しばしばアテローム潰瘍を伴う．潰瘍とは「深部まで及ぶ組織の欠損」である（図7-6）．また，大動脈内壁が広くアテローム潰瘍を呈する大動脈はshaggy aortaとよばれる[2]．

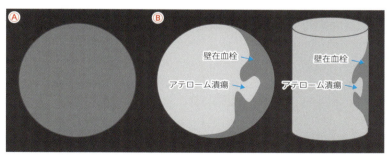

図7-6　壁在血栓とアテローム潰瘍
Ⓐ：単純CT，Ⓑ：造影CT

> **レポート記載例** 大動脈の動脈硬化性変化

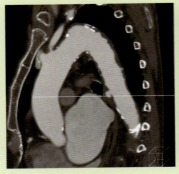

ダイナミックCT矢状断像

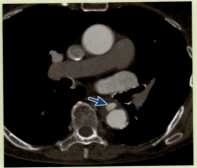

ダイナミックCT水平断像（左の画像の白線の位置で撮像）

80歳台女性，胸痛，大動脈解離の除外目的．

所見 下行大動脈に壁在血栓が目立ち，アテローム潰瘍（ 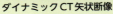 ）を伴っています．大動脈解離の所見はありません．

Impression 下行大動脈の動脈硬化性変化．

② 大動脈瘤

　大動脈が全周性に拡張し正常径の1.5倍以上に拡張した場合を**紡錘状瘤**，一部分のみがコブ状に突出した場合を**嚢状瘤**とする（図7-7）．初学者が紡錘状か嚢状かで悩んでいるところをよく見かけるが，**明確に両者が鑑別できない場合には嚢状瘤として取り扱ってよい**[2]．また，どちらか迷ったときは動脈瘤と書けば十分である．胸部大動脈は3cm，腹部大動脈は2cmが正常径であり，紡錘状の拡張ではそれぞれ4.5cm，3cmを超えると瘤であると判断する．

　動脈径を測定する際には，**外膜から外膜までの最大短径を計測する**（図7-8においてaで示している部分）．ただし，筆者は長径も気になるときには最大短径mm×長径mmのように書いている（図7-8の例でいうとa mm×B mm）．また次回レポート記載時に同じ場所で測定かつ比較する必要があるため，**今回測定した画像をレポートに貼り付ける**とよい．

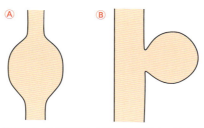

図7-7 紡錘状瘤（A）と嚢状瘤（B）

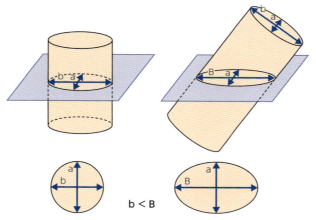

図7-8 最大短径
a：最大短径，b：長径，B：軸と斜めに交差する面で測定した長径．円筒の径を測定する場合に，軸と直交する面であれば短径と長径を正確に測定することができる．しかし大動脈は蛇行しており，直交する面を正確に捉えるのは困難である．また，軸と斜めに交差する面での測定では右図中のBのように長径を測定しても意味を成さない．よって，最大短径の測定が基本となる

A）胸部大動脈の拡張

　胸部大動脈の最大短径が4.5cmを超えると胸部大動脈瘤と考える．病院によって治療適応は多少異なるが，一般的に最大短径6cmを超えると侵襲的治療を考慮する．CT撮影を依頼した担当医がどのように対処してよいのかわからずに放置してしまったという事例もあると聞くので，明らかに治療適応となるより少し早めに**「侵襲的治療の適応について，当該科へご相談ください」などとレポートに記載すると親切**である．

> **レポート記載例**　胸部大動脈瘤

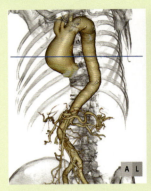
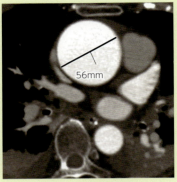

ダイナミックCTから作成した3D再構成画像　　ダイナミックCT動脈相（左の画像の青線の位置で撮像）

70歳台男性，胸部異常陰影．

所見　上行大動脈は最大短径56mmと紡錘状に拡張しており，大動脈瘤と考えます．侵襲的治療の適応について当該科へご相談ください．
（両肺下葉にコンソリデーションを認め，誤嚥性肺炎疑いです）

Impression　胸部大動脈瘤．

B) 胸部から腹部に連続する大動脈の拡張

大動脈の拡張が胸部から腹部に連続する場合，胸腹部大動脈瘤とよぶ．

> **レポート記載例**　胸腹部大動脈瘤

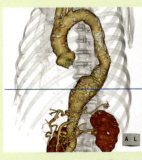
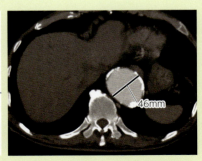

ダイナミックCTから作成した3D再構成画像　　ダイナミックCT動脈相（左の画像の青線の位置で撮像）

70歳台男性，胸部単純X線写真で下行大動脈瘤疑い．

所見 大動脈は，横隔膜上から腹腔動脈分岐部レベルにかけて紡錘状に拡張しており，最大短径46mmです．胸腹部大動脈瘤と考えます．

Impression 胸腹部大動脈瘤．

C) 腹部大動脈の拡張

腹部大動脈の最大短径が3cmを超えると，腹部大動脈瘤と考える．一般的に径が5cmを超えると侵襲的治療を考慮する[2]．

レポート記載例　腹部大動脈瘤

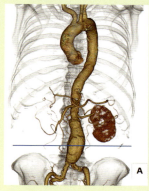
ダイナミックCTから作成した3D再構成画像

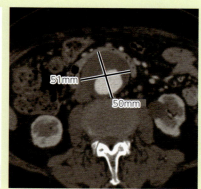
ダイナミックCT動脈相（左の画像の青線の位置で撮像）

80歳台男性，健康診断の超音波検査で腹部大動脈瘤を指摘された．

所見 腹部大動脈は腎動脈分岐下から分岐部直上にかけて紡錘状に拡張しており，最大短径50mm×51mmです．腹部大動脈瘤と考えます．侵襲的治療の適応につき，当該科へご相談ください．

Impression 腹部大動脈瘤．
（その後，腹部大動脈ステントグラフト留置術が施行された）

③ 大動脈瘤破裂（rupture）

　　大動脈が破裂した患者さんのほとんどは病院に辿り着く前に死亡する[2]．病院へ到達しCTが撮影された患者さんは，大動脈周囲に存在する臓器や血腫が破裂部位を覆い腹膜腔への破裂には至っていない状態（sealed ruptureまたはcontained rupture）が多いようである．

memo　スペルが似ているraptureは有頂天という意味である．

レポート記載例　大動脈瘤破裂

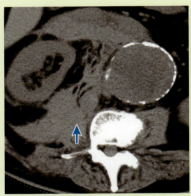
単純CT

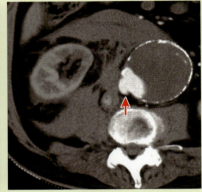
ダイナミックCT動脈相

70歳台男性，突然の腹痛，血圧低下．

所見　腹部大動脈は最大短径5cmと拡大しています．単純CTでは腹部大動脈の右側に血腫と思われる淡い高吸収域を認め（→），動脈相では造影剤が腹部大動脈の右側へ突出しており（→），大動脈破裂が示唆されます．

Impression　腹部大動脈瘤破裂．

memo　**切迫破裂**
　　切迫破裂とは破裂はしていないが今にも破裂しそうな状態のことであり，sealed ruptureとは異なる．壁在血栓内に三日月状の高吸収領域（crescent sign）があれば，動脈壁の全層破綻はないが動脈壁内に新たな血腫が出現していることを意味しており，切迫破裂（impending rupture，限局した破裂ともよぶ）と診断する．単純CTで評価することが重要．また，通常は痛みを伴う．

④ 外傷性大動脈損傷

外傷性大動脈損傷の好発部は大動脈峡部である．

> **レポート記載例** 大動脈峡部損傷
>
>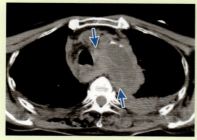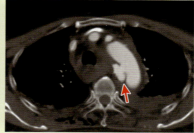
>
> 単純CT　　　　　　　　　　　　ダイナミックCT動脈相
>
> 40歳台男性，交通外傷，血圧低下．
> **所見** 大動脈弓部周囲に淡い高吸収域を認め（→），血腫と考えます．造影後は大動脈峡部から右側へ造影剤が漏出しており（→），大動脈損傷と考えます．
> **Impression** 大動脈峡部損傷．

⑤ 上腸間膜動脈の途絶

上腸間膜動脈の途絶をみつけたら上腸間膜動脈血栓塞栓症を考える．造影CT上，上腸間膜動脈内部の増強効果が近位部で突然消失するが些細な所見であり，読影時にきちんとチェックしないと見落とすことがあるので注意が必要である（図7-9）．また，小腸壁の増強効果が消失している場合は，腸管虚血を疑う．

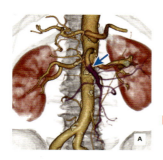

図7-9 上腸間膜動脈血栓塞栓症のイメージ（3D再構成画像）

レポート記載例　上腸間膜動脈血栓塞栓症

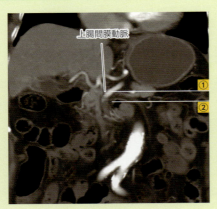

ダイナミックCT冠状断像

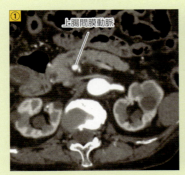 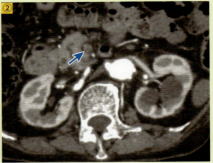

左の画像の①，②の位置で撮像したダイナミックCT水平断像

90歳台女性，心房細動，突然の心窩部痛．

所見　上腸間膜動脈の末梢に造影不良域（→）を認め，血栓塞栓症を疑います．小腸の腸管壁の造影増強効果も全体に不良で，腸管壊死の可能性があります．

Impression　上腸間膜動脈血栓塞栓症疑い＋腸管壊死の可能性あり．

218　CT読影レポート、この画像どう書く？

7章 血管，血腫

2. 血腫

基礎知識

① 無構造な淡い高吸収域

血腫はCT上，無構造で筋肉よりもやや高吸収（40〜70HU程度）を示す．発生からの時間によっては不均一な高吸収域や低吸収域の混在がみられる．

異常所見

① 淡い高吸収腫瘤

無構造な淡い高吸収域を認めたら，血腫を疑う．持続的な出血がなければ内部に造影増強効果はみられない．ただし，古い血腫は辺縁に造影増強効果を有することがある．また，内部に充実性の増強効果があれば腫瘍性病変を考慮に入れる．

レポート記載例 　**腹直筋鞘血腫**

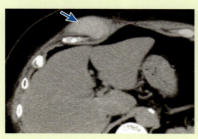
造影CT

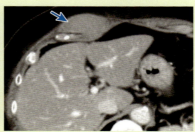
造影CT

50歳台女性，右上腹部痛．

所見 右腹直筋に5cm大の淡い高吸収腫瘤を認め（→），内部に造影増強効果はなく，血腫と考えます．

Impression 右腹直筋鞘血腫．

② 血腫内への造影剤の漏出

血管の壁が一部断裂し，周囲に血腫形成がみられ，血液が血腫内に漏出（extravasation）している場合，この突出部分を**仮性動脈瘤（pseudoaneurysm）**とよぶ（図7-10）．

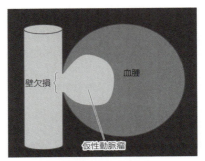

図7-10　仮性動脈瘤のイメージ

レポート記載例　仮性動脈瘤

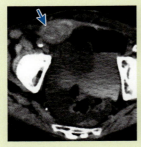
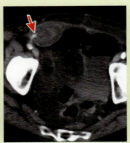
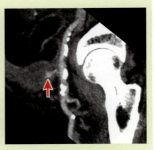

単純CT水平断像　　　　造影CT水平断像　　　　造影CT矢状断再構成像

70歳台女性，カテーテル検査術後，右鼠径部腫大と痛み．

所見　右鼠径部に不均一な淡い高吸収を示す5cm大の腫瘤（→）を認め，血腫と考えます．右総大腿動脈から血腫内部に造影剤の血管外漏出を伴っています（→）．

Impression　右鼠径部の仮性動脈瘤．

③ 女性の急性腹痛と血性腹水貯留（妊娠反応陰性）

女性の急性腹症において妊娠反応陰性で血性腹水貯留がみられたら卵巣出血を疑う．性交後に右卵巣から出血することが多く，病歴を確認するのが大事だが，性交に関する問診はしばしば当てにならないので注意が必要である．単純CTで，血性腹水貯留を認めることが重要で，画像上の鑑別に異所性妊娠があがるが，妊娠反応陽性であり鑑別は容易である．

レポート記載例　卵巣出血

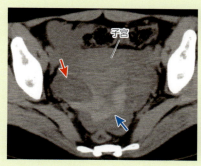
単純CT

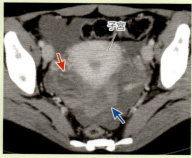
造影CT

40歳台女性，性交後から腹痛が続く．妊娠反応陰性．

所見 ダグラス窩に淡い高吸収な液体貯留を認め（→），血性腹水と考えます．右卵巣が腫大しており（→），右卵巣からの出血と考えます．

Impression 右卵巣出血．

7章の参考文献

1）「Clinically Oriented Anatomy」（Moore KL, et al, eds），Wolters Kluwer, 2017
2）日本循環器学会：循環器病の診断と治療に関するガイドライン（2010年度合同研究班報告）「大動脈瘤・大動脈解離診療ガイドライン（2011年改訂版）」
http://www.j-circ.or.jp/guideline/pdf/JCS2011_takamoto_h.pdf
3）「新版 岡嶋解剖学」（三井但夫，他／改訂著），杏林書院，1993
4）「腹部血管のX線解剖図譜」（平松京一／編），医学書院，1982

8章 リンパ節

基礎知識

① リンパ節の構造

皮質は馬蹄形を示し，中央のリンパ節門に細い動静脈と輸出リンパ管が連続する（図8-1）．

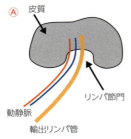
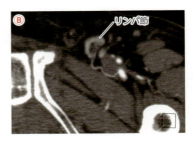

図8-1　リンパ節の構造
Ⓐ：リンパ節の模式図，Ⓑ：造影CT画像

② リンパ節の探し方

リンパ節は**脈管の周辺にある**ものが多く，脈管を追跡して周囲に結節状の構造があればリンパ節と考える．また，主に近傍の血管により命名されるが，近傍に目標となる血管がないものは，神経や靱帯名などにより命名される．

癌の術前検査では腫大リンパ節の有無と場所をレポートに記載する．必ず該当する部位の最新の取扱い規約を参考にして記載すること．同じ場所のリンパ節でも，**各取扱い規約によって違う名称**なので注意が必要である．肺癌と食道癌の取扱い規約ではリンパ節はnumberで表現されるが記載方法が若干異なり，肺癌では#，食道癌ではNo.である．

短径が10mm以上で有意な腫大と考えるが，感度，特異度は低い．また，顎下リンパ節では短径15mm以上を有意な腫大と考える．**短径が10mmより小さくても，リンパ節門の消失，強い増強効果を有する，周囲脂肪織に濃度上昇を伴う，壊死と思われる中央の低吸収域（液体濃度）**などの所見を見たら病的

腫大を疑う．

以下に初学者が間違えやすいリンパ節に絞って解説する．

正常所見 / 異常所見

① 腋窩リンパ節と鼠径リンパ節

　　腋窩リンパ節は腋窩にあるリンパ節のことで，**乳癌**で転移の頻度が高い．鼠径リンパ節は鼠径部にみられ，鼠径靭帯より下方にあるものを指す．いずれも観察される頻度が高いが，短径10mm以下のものは病的意義が乏しく，レポートに記載しないことが多い．腋窩リンパ節と鼠径リンパ節の例を図8-2，図8-3 に示す．

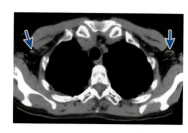

図8-2　腋窩リンパ節（→）の例（単純CT）
当院のレポートでは特に所見の記載がなかった

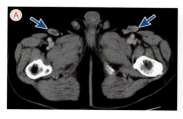
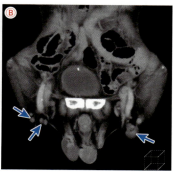

図8-3　両側鼠径リンパ節（→）の例
Ⓐ：単純CT水平断像，Ⓑ：造影CT．当院のレポートでは特に所見の記載がなかった

② 鎖骨上（窩）リンパ節と鎖骨下リンパ節との違い

　鎖骨上（窩）リンパ節は鎖骨の上にあり，頚部リンパ節の範疇である．頚横静脈に沿ってみられ，CT画像では鎖骨の内側に観察される．一方で，鎖骨下リンパ節は鎖骨の下にあり，腋窩リンパ節の範疇である．CT画像では鎖骨の外側に観察される（図8-4）．

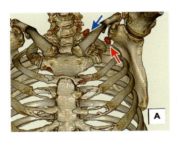

図8-4　左鎖骨上（窩）リンパ節（→）と左鎖骨下リンパ節（→）の位置（3D再構成画像）

レポート記載例　左鎖骨上窩リンパ節と左鎖骨下リンパ節転移

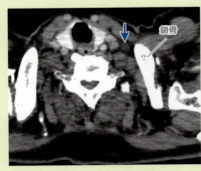
左鎖骨上（窩）リンパ節（造影CT）

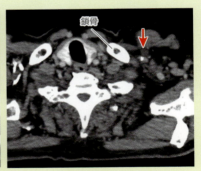
左鎖骨下リンパ節（造影CT）

50歳台女性．乳癌術前検査．

所見　左鎖骨上窩リンパ節（→）と左鎖骨下リンパ節（→）の腫大を認め，転移の可能性があります．

Impression　リンパ節転移の可能性あり．

③ 胸骨傍リンパ節

　胸骨の左右に沿って尾側へ走行するのが内胸動脈であり，内胸動静脈に沿ってみられるのが胸骨傍リンパ節（parasternal lymph node）である．内胸動静脈と胸骨傍リンパ節の関係は図8-5を参照．**乳癌**において転移がみられることがある．通常はリンパ節腫大がみられない部位なので小さくても指摘しておくとよい．

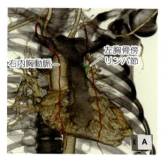

図8-5　左胸骨傍リンパ節の例
3D再構成画像，右前斜位

レポート記載例　　**左胸骨傍リンパ節転移**

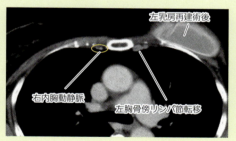

造影CT

40歳台女性．乳癌術後．
所見　左胸骨傍リンパ節がみられます．小さいですが転移を疑います．
Impression　左胸骨傍リンパ節転移疑い．

④ 反回神経周囲リンパ節（No.106rec）

　　胸部の反回神経に沿って存在するリンパ節で，上縁は左右の鎖骨下動脈上縁と胸骨上縁を結ぶ面（これを頚胸境界と呼ぶ），下縁は反回神経反回部．各構造と反回神経周囲リンパ節の位置関係は図8-6参照．**食道癌**において転移の頻度が高い．

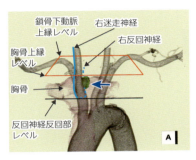

図8-6　反回神経周囲リンパ節の例
3D再構成画像，右前斜位．
No.106recRを矢印（➡）で示す．
赤線が頚胸境界

レポート記載例　No.106recR転移

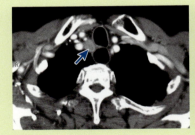
造影CT

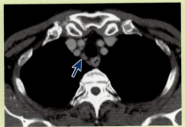
造影CT

50歳台男性．食道癌術前．
[所見] No.106recR腫大（➡）を認め，転移を疑います．
[Impression] No.106recR転移疑い．

⑤ 小腸間膜内リンパ節

上腸間膜動脈末梢の小腸枝（空腸枝や回腸枝）周囲にみられる．上腸間膜動脈と小腸間膜内リンパ節の関係は図8-7参照．

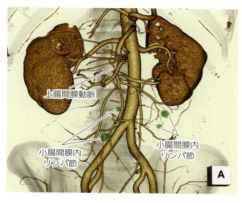

図8-7　上腸間膜動脈と小腸間膜内リンパ節の関係
3D再構成画像，右前斜位

レポート記載例　小腸間膜内リンパ節腫大

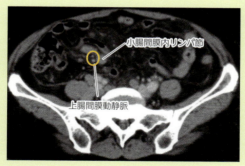

造影CT

60歳台女性．胃癌術後．

所見　小腸間膜内に小リンパ節を認めますが，短径10mm以下であり有意な腫大とは言えません．

Impression　小腸間膜内に小リンパ節あり．

⑥ 閉鎖リンパ節

内腸骨動脈の枝で閉鎖孔へ分布するのが閉鎖動脈であり，閉鎖動脈周囲にみられるのが閉鎖リンパ節である．閉鎖動脈と閉鎖リンパ節の関係は**図8-8**参照．**前立腺癌**においてみられる頻度が高い．

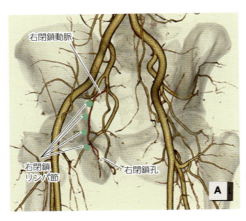

図8-8 閉鎖動脈と閉鎖リンパ節の関係
3D再構成画像，左前斜位

レポート記載例 　右閉鎖リンパ節転移

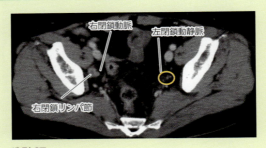

造影CT

70歳台男性．前立腺癌術前．

所見 右閉鎖リンパ節の腫大を認め，転移を疑います．

Impression 右閉鎖リンパ節転移疑い．

8章の参考文献

1）「画像診断のためのリンパ節カラーアトラス」（汲田伸一郎/監，町田 幹，他/編）．金原出版，2015

特別付録 放射線科で必ず行う静脈路確保の手順とコツ
～サーフローフラッシュ

手順①：駆血帯をつける

　静脈は怒張するが動脈は触れるくらいを意識する．血管を怒張させ良い血管を見つけることが大事（Ⓐ）．初心者は駆血が弱いことが多いので注意が必要．親指を中にしてギュッと握ってもらう．

　一度駆血して再度ゴムを引っ張ると皮膚を巻き込むことがあるので注意（Ⓑ）．慣れるまで「引っ張るのは一度だけ」．

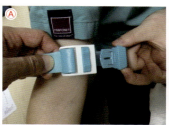
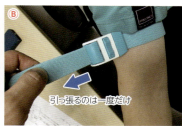

手順②：ターゲットの血管を探す

　真直ぐな血管を探す．支脈の合流部は血管が動きにくいのでさらに良い．行うべき工夫として，腕を心臓よりも下の位置に下げ血管の怒張を促す，蒸しタオルなどで静脈付近を温めることで血管を拡張させる，「普段はどこで採っていますか？」と患者さんに聞いてみるなどがある．

　橈骨神経の近傍で疼痛が問題になりやすい前腕の橈側皮静脈は刺さない（図）．

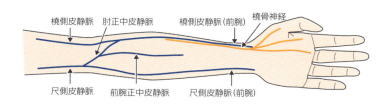

手順③:持ち方と固定方法

　中指と親指で写真(Ⓐ-1)のように持つことで手前のプラスチック内が観察可能となるのでおすすめである.

　穿刺部より2cm程度下を左手の親指で軽く斜め手前に引きながら固定(Ⓐ-2). この時,強く引きすぎると血管が不明瞭化するので注意.

　きちんと固定したい場合は皮膚を左右に引っ張ることで血管が動きにくくなる. 左手は裏からでも表からでもやりやすい方でよい(Ⓑ-1,Ⓑ-2).

　ただし,持ち方と固定に関してはさまざまであり自分なりに良い方法を模索するとよい.

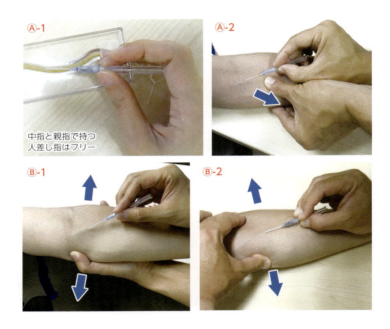

手順④：穿刺点を決定する

狙うポイントの <mark>数mm手前</mark> を穿刺点（▲）にする（Ⓐ）．
<mark>血管が見えている（浅い）</mark> ときは2〜3mm手前から浅い角度（Ⓑ）．
<mark>血管が見えにくいが触れる（深い）</mark> ときは4〜5mm手前から深い角度（Ⓒ）．

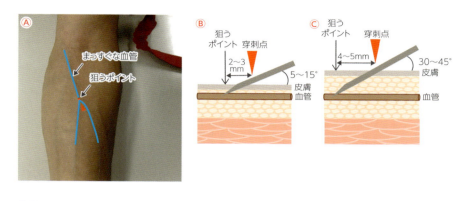

---

memo　**サーフローフラッシュの構造**

内針とカテーテル先端の間に距離がある．サーフローフラッシュは<mark>内針に溝があ</mark>り，ここを血液が通る（Ⓐ）．
内針の先端からカテーテル先端までの距離は，<mark>穿刺針が太くなるに従い長くなる</mark>（Ⓑ）．このため太いサーフローは難しい．

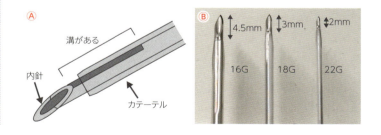

手順⑤：穿刺する

指す前に内針の出し入れを小さく1〜2回して，抵抗を少なくしておく（Ⓐ）．
皮膚を貫くときが一番痛いので，すばやく皮膚を貫く．一方で，皮下組織は疼痛が少ないのでゆっくり進める（重要）．
内針の先端が血管に当たると手前のプラスチック内に逆血がみられる（Ⓑ，Ⓒ）．

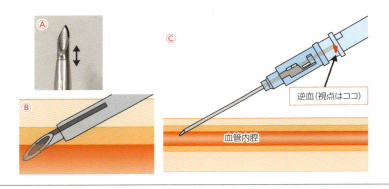

手順⑥：カテーテル先端まで血管内に進める

5°程度に角度を浅くして内針の先端からカテーテル先端までの長さ（22Gでは2mm）ゆっくり進める（重要）．溝が血管内に入るとカテーテル内に逆血がみられる（Ⓐ）．
浅い角度でゆっくりと進めることで後壁を貫きにくくなる（Ⓑ）．

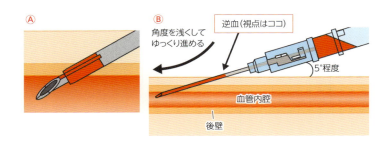

232　CT読影レポート、この画像どう書く？

手順⑦：カテーテルを挿入する

右掌を患者さんの皮膚に密着させ，中指と親指でプラスチック部分を把持し内針が微動だにしないくらいに固定し，右手の人差し指でカテーテルを進める（固くて押しにくいときがある）．

この際，左手を動かすと静脈の位置がずれてカテーテル先端が血管内から逸脱してしまうので左手を動かさないことが重要（下図）．

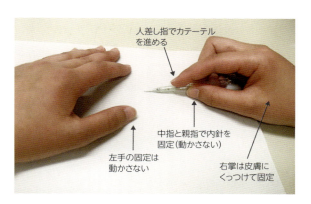

手順⑧：接続する

カテーテルを進めたら，内針を抜く前に駆血帯を外す（Ⓐ-1，Ⓐ-2）．

穿刺点近くのカテーテルをいくら押しても止血できないが，穿刺点からカテーテルの長さ分（22Gだと2.5cm）先を押さえると止血可能．中指で止血し，人差し指と親指で接続部を掴み，内針を抜く（Ⓑ）．

生理的食塩水につないだ延長チューブを強くねじ込み，テープで固定後，逆血を確認（Ⓒ）．動脈留置した場合はチューブ内で血液が拍動するので，必ず拍動がないかを確認．

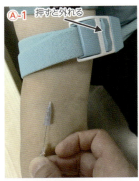
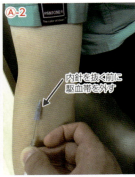
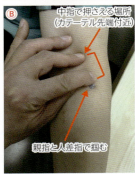
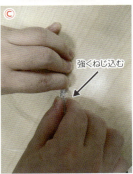

memo **注意事項**

1) 検査や治療を迅速に行うのが最も大事であり，2回程失敗したら速やかに熟練者へ連絡．
2) 穿刺できる場所が1カ所のみの難しい患者さんは穿刺前に熟練者へ連絡．
3) 準備，患者確認，消毒，廃棄の方法に関しては，事前に施設の方針を確認．

索引

欧 文

C〜F

closed loop obstruction ···· 181
complicated cyst ········· 146
cortical rim sign ·········· 149
Couinaudの区域分類 ······· 103
dirty fat sign ············· 15
Evans インデックス ······· 47
false lumen ·············· 206
fat stranding ············· 15
flap ···················· 209
fogging effect ············· 34

M〜P

MDCT ···················· 10
MPR ····················· 12
multiplanar reconstruction
························· 12
No.106recR 転移 ········· 226
part solid nodule ·········· 67
partial volume effect ······· 17
peri-portal collar ········· 109
precentral knob sign ······· 23

R〜W

Retzius腔 ·············· 156
S状結腸軸捻転 ··········· 193
tear ···················· 209
thin slice ················· 10
tree-in-bud appearance ···· 73
true lumen ·············· 206
ulcer like projection ······· 207
ULP ····················· 207
Verga腔 ················· 52
washout ················· 116
whirl sign ··············· 184

和 文

あ〜お

悪性リンパ腫 ············· 175
アテローム潰瘍 ··········· 211

アテローム血栓性脳梗塞 ······ 36
胃 ····················· 165
胃潰瘍 ·················· 169
胃潰瘍穿孔 ·············· 194
胃癌 ···················· 168
胃結腸間膜 ·············· 100
胃脾間膜 ············ 100, 138
胃壁の肥厚 ·············· 168
イレウス ············ 178, 190
うっ血肝 ················ 110
右頭頂骨骨折 ············· 44
腋窩リンパ節 ············· 223
壊死性膵炎 ······ 132, 133, 134
遠位胆管癌 ·············· 126
横行結腸間膜 ············· 100

か

外ヘルニア嵌頓 ··········· 186
海綿状血管腫 ············· 115
隔壁 ···················· 209
隔壁裂孔 ················ 209
荷重部高吸収域 ··········· 87
仮性動脈瘤 ·············· 220
下部消化管 ·············· 172
肝胃間膜 ················ 100
肝縁の鈍化 ·············· 113
肝海綿状血管腫 ··········· 116
肝区域 ············· 103, 104
肝硬変 ·················· 114
肝細胞癌 ············ 116, 117
肝実質の濃度低下 ········· 111
間質性肺炎 ·············· 83
間質性肺水腫 ············· 81
間質性浮腫性膵炎 ········· 132
肝十二指腸間膜 ··········· 100
肝腫大 ·················· 112
癌性リンパ管症 ··········· 80
感染性細気管支炎 ········· 73
肝臓 ···················· 103
肝臓の腫瘤性病変 ········· 115
肝転移 ·················· 118
肝内胆管拡張 ············· 108
肝嚢胞 ·················· 115
肝表の凹凸 ·············· 113

間膜 ···················· 99
肝門部胆管癌 ············· 109
肝葉 ···················· 104

き・く

偽腔 ···················· 206
偽腔開存型大動脈解離
························· 209
偽腔閉鎖型大動脈解離
····················· 206, 207
器質化肺炎 ·············· 63
逆Ωサイン ··············· 23
急性, 両側性, 非区域性, すりガ
ラス影 ················ 93
急性胃アニサキス症 ········· 170
急性壊死性貯留 ··········· 133
急性過敏性肺臓炎 ········· 72
急性肝炎 ················ 112
急性硬膜外血腫 ······· 43, 44
急性膵炎 ················ 132
急性膵周囲液体貯留 ········ 132
境界領域梗塞 ············· 37
胸骨傍リンパ節 ··········· 225
胸水貯留 ················ 88
胸腹部大動脈瘤 ··········· 214
胸部大動脈の拡張 ········· 213
胸部大動脈瘤 ············· 214
胸膜陥凹像 ·············· 69
胸膜陥入像 ·············· 69
菌球型アスペルギルス症 ····· 92
くも膜下出血 ······· 39, 40, 41
くも膜嚢胞 ·············· 52

け・こ

憩室炎 ·················· 198
結核 ···················· 73
血管 ···················· 204
血腫 ················ 16, 219
結節影 ·················· 64
結腸間膜根部 ············· 135
結腸憩室 ················ 197
原発性肺癌 ·············· 70
広義間質 ················ 58
後腹膜腔 ············ 100, 101

高分化肝細胞癌	117
後傍腎腔	102
後腎傍腔	102
コレステロール結石	122
コンソリデーション	60

さ・し

再入口部（re-entry）	209
左胸骨傍リンパ節転移	225
鎖骨下リンパ節	224
鎖骨上（窩）リンパ節	224
左腎囊胞	145
サルコイドーシス	78, 79
子宮	161
子宮筋腫	162
軸捻転	193
脂肪肝	111
脂肪織濃度上昇	198, 200
脂肪濃度	14
周囲脂肪織濃度上昇	132
充実性結節影	64
十二指腸	167
十二指腸球部前壁穿孔	195
十二指腸の傍乳頭憩室	171
宿便性大腸閉塞	191
主膵管拡張	131
主膵管の不規則なびまん性の拡張	136
出血性脳挫傷	45
出血性囊胞	146
受動無気肺	88
腫瘤影	64
腫瘤性病変	50
小結節影	64
小腸	172
小腸炎	174
上腸間膜動脈血栓塞栓症	217
小腸間膜内リンパ節	227
小腸間膜内リンパ節腫大	227
小腸腫瘍	175, 189
小腸捻転	184, 185
小腸の拡張	178
小腸の浮腫性壁肥厚	174
小腸壁肥厚	174
上皮内腺癌	66
小網	99

小葉中心性分布	71
小葉中心領域	59
食餌性腸閉塞	188
食道	165
食道癌	167
食道壁肥厚	167
腎萎縮	144
腎盂拡張	150
腎盂腎炎	148
腎盂尿管移行部	154
腎外腎盂	150
真腔	206
腎血管筋脂肪腫	147
腎結石	145
心原性脳梗塞	34
腎梗塞	149
腎細胞癌	146
腎実質萎縮	149
腎実質相	20
腎周囲腔	102
腎腫大	144
腎腫瘤性病変	145
腎石灰化	145
腎臓	144
腎囊胞	145
腎の円形腫瘤	145
腎皮髄相	20
深部静脈血栓症	96
腎辺縁の変形	149

す

膵炎のCT grade	134
膵仮性囊胞	132, 136
膵癌	131
膵管内の結石	136
膵管の途絶	131
膵腫大	132
水腎症	145
膵石	136
膵臓	129
膵臓の造影不良域	132
水頭症	47, 48
髄膜	27
髄膜腫	50
スピキュラ	68

すりガラス影	60
すりガラス状結節	66

せ・そ

正常虫垂	199
石灰化	51
切迫破裂	216
穿孔	193
前腎傍腔	101
穿通	193
前傍腎腔	101
前立腺	159
前立腺腫大	159
造影剤	20
造影増強効果の不良域を伴う急性膵炎	133
早期胆嚢癌	123
総胆管拡張	126
総胆管結石	127
総腸骨動脈交叉部	154
粟粒結核	76
鼠径リンパ節	223

た

大腸	172
大腸炎	177
大腸癌	192
大腸腫瘍	178
大腸ヒダ	190
大腸閉塞	192
大腸壁肥厚	176
大動脈解離	206
大動脈峡部損傷	217
大動脈瘤	206, 212
大動脈瘤破裂	216
大脳鎌下ヘルニア	39
大網	100
多発肝転移	118
多発小結節影	71
多発転移性脳腫瘍	50
多発脳転移	50
多発肺転移	76, 91
胆管	119
胆管炎	108
胆管拡張	128
胆管の泣き別れ	109

236　　CT読影レポート、この画像どう書く？

胆道気腫	110, 111	
胆嚢	119	
胆嚢炎	125	
胆嚢癌	123	
胆嚢結石	121	
胆嚢腫大	121	
胆嚢腺筋腫症 (底部型)	124	
胆嚢壁肥厚	123	
胆嚢ポリープ	122	

ち～と

腟	161
中心溝	23
中心後回	23
中心前回	23
虫垂	199
虫垂炎	201
超急性期脳梗塞	33
腸閉塞	178, 189, 190
直腸	172
直腸穿通	196
陳旧性腎梗塞	150
低酸素脳症	42, 43
テント切痕ヘルニア	39
頭蓋骨骨折	43
頭頂後頭溝	23
頭部外傷骨折	43
動脈硬化性変化	212
動脈相	20
透明中隔腔	52
特発性器質化肺炎	63

な～の

二次小葉	58
入口部 (entry)	209
ニューモシスチス肺炎	93
尿管	152
尿管癌	155
尿管結石	154
尿管膀胱移行部の生理的狭窄部	154
脳梗塞	30
脳挫傷	45
脳出血	38
嚢状瘤	213
脳ヘルニア	38

ノッチ	68

は

肺炎球菌肺炎	62
肺癌	90
肺気腫	89
肺クリプトコッカス症	77
肺結核	74
肺小葉	58
肺水腫	80
排泄相	20
肺動静脈	94
肺動脈拡張	95
肺動脈血栓塞栓症	96
肺囊胞	89
肺胞	58
肺胞性肺水腫	81
肺野	54
ハウストラ	190
ハウンズフィールドユニット	12
反回神経周囲リンパ節 (No.106rec)	226

ひ・ふ

ピクセル	10
非結核性抗酸菌症	75, 92
脾腫	138
尾状葉	107
尾状葉と外側区域の腫大	113
脾腎間膜	138
脾臓	138
被包化壊死	133
ビリルビンカルシウム結石	122
腹腔	98
腹腔内遊離ガス	99
副腎	141
副腎過形成	143
副腎腺腫	142
腹水貯留	99
腹直筋鞘血腫	219
腹部大動脈瘤	215
腹膜	98, 99
腹膜外腔	98, 100
腹膜下腔	100
腹膜腔	98, 99
腹膜前腔	100

部分容積効果	17
ブラ	89
分葉	68

へ・ほ

閉鎖孔ヘルニア嵌頓	186
閉鎖リンパ節	228
閉塞性黄疸	126
壁在血栓	211
便塊	14
膀胱	156
膀胱炎	158
膀胱癌	157
膀胱前腔	156
傍腎盂嚢胞	151
紡錘状瘤	213
蜂巣肺	84
傍乳頭憩室	171
ボクセル	10

ま～ゆ

慢性間質性肺炎	84
慢性肝障害	114
慢性硬膜下血腫	46
慢性腎盂腎炎	150
慢性膵炎	136, 137
右閉鎖リンパ節転移	228
水濃度	14
モアレ像	139
モーションアーチファクト	210
門脈	105
門脈臍部	105
門脈内ガス	110, 111
癒着性腸閉塞	187

ら～わ

ラクナ梗塞	35
卵巣	161
卵巣機能性囊胞	163
卵巣出血	221
リンパ節	222
リンパ節の構造	222
リンパ節門	222
ワールサイン	184

［著者プロフィール］

小黒草太

国立病院機構東京医療センター放射線科，
慶應義塾大学医学部放射線診断科

2002年慶應義塾大学医学部卒．慶應義塾大学医学部 放射線科で研修後，都立
広尾病院，済生会横浜市東部病院 放射線科を経て，米国マサチューセッツ州
ブリガムアンドウィメンズ病院で2年間研究留学．現在，国立病院機構東京医
療センター 放射線科 医員および慶應義塾大学医学部 放射線診断科 非常勤講
師．専門は骨軟部画像診断と interventional radiology 全般．モットーは，さ
まざまな変化に抵抗せず，自分自身に打ち克つ．趣味はサーフィンと映画鑑
賞．週末はサーフボードに魂を乗っけてます．
（2025年現在，東北大学病院 放射線診断科 講師）

CT 読影レポート、この画像どう書く？
解剖・所見の基礎知識と、よくみる疾患のレポート記載例

2019 年 12 月 1 日　第 1 刷発行	著　者	小黒草太
2025 年　3 月 1 日　第 7 刷発行	発行人	一戸裕子
	発行所	株式会社 羊 土 社

　　　　　　　　　　　　　　　　　〒 101-0052
　　　　　　　　　　　　　　　　　東京都千代田区神田小川町 2-5-1
　　　　　　　　　　　　　　　　　TEL　　03 (5282) 1211
　　　　　　　　　　　　　　　　　FAX　　03 (5282) 1212
　　　　　　　　　　　　　　　　　E-mail　eigyo@yodosha.co.jp
　　　　　　　　　　　　　　　　　URL　　www.yodosha.co.jp/

© YODOSHA CO., LTD. 2019
Printed in Japan

装　幀　Malpu Design（宮崎萌美）

ISBN978-4-7581-1191-1

印刷所　日経印刷株式会社

本書に掲載する著作物の複製権，上映権，譲渡権，公衆送信権（送信可能化権を含む）は（株）羊土社が保有します．
本書を無断で複製する行為（コピー，スキャン，デジタルデータ化など）は，著作権法上での限られた例外（「私的使用の
ための複製」など）を除き禁じられています．研究活動，診療を含み業務上使用する目的で上記の行為を行うことは大学，
病院，企業などにおける内部的な利用であっても，私的使用には該当せず，違法です．また私的使用のためであっても，代
行業者等の第三者に依頼して上記の行為を行うことは違法となります．

JCOPY ＜（社）出版者著作権管理機構 委託出版物＞
本書の無断複写は著作権法上での例外を除き禁じられています．複写される場合は，そのつど事前に，（社）出版者著作権
管理機構（TEL 03-5244-5088，FAX 03-5244-5089，e-mail：info@jcopy.or.jp）の許諾を得てください．

乱丁，落丁，印刷の不具合はお取り替えいたします．小社までご連絡ください．

羊土社のオススメ書籍

圧倒的画像数で診る！
頭部疾患画像アトラス

典型例から応用例まで、
2000画像で極める読影力！

土屋一洋,山田 惠,森 墾／編

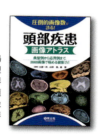

疾患ごとに複数の典型例を掲載！バリエーション豊富な典型所見と鑑別所見で，実践的読影力が身につく！よく出会う95の頭部疾患を，充実の約2,000画像で解説．多くの症例を見て読影力を上げたい方におすすめ！

- 定価 8,250円（本体 7,500円＋税10％）
- 430頁
- ISBN 978-4-7581-1179-9
- B5判

圧倒的画像数で診る！
胸部疾患画像アトラス

典型例から応用例まで、
2000画像で極める読影力！

櫛橋民生／編

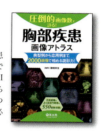

日常診療でよく出合う胸部疾患を，1疾患につき複数の症例で解説．X線だけでなく，CT・MRIなどの豊富な画像パターンから実臨床で役立つ読影力が身につく！呼吸器診療に携わる医師必携の一冊！

- 定価 8,250円（本体 7,500円＋税10％）
- 430頁
- ISBN 978-4-7581-1184-3
- B5判

圧倒的画像数で診る！
腹部疾患画像アトラス

典型例から応用例まで、
2000画像で極める読影力！

後閑武彦／編

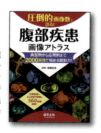

よく出合う消化器・泌尿器・生殖器疾患の多様な症例パターンを解説！2000点のバリエーション豊富な画像で疾患のあらゆる所見と鑑別ポイントがわかり，実践的な読影力が身につく．日常診療で役立つ一冊！

- 定価 8,140円（本体 7,400円＋税10％）
- 422頁
- ISBN 978-4-7581-1181-2
- B5判

シェーマ＋内視鏡像＋病理像で一目瞭然！
これなら見逃さない！
胃X線読影法虎の巻

中原慶太／著

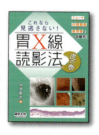

「輪郭→ひだ→粘膜面の順番にみる」といった基本ルールに沿った解説で，胃癌を見落とさない読影力が身につく！X線画像の読み方をシェーマ・内視鏡像・病理像で視覚的に説明，病変の見方が一目でわかる一冊です．

- 定価 6,600円（本体 6,000円＋税10％）
- 309頁
- ISBN 978-4-7581-1058-7
- B5判

発行　羊土社 YODOSHA

〒101-0052　東京都千代田区神田小川町2-5-1　TEL 03(5282)1211　FAX 03(5282)1212
E-mail：eigyo@yodosha.co.jp
URL：www.yodosha.co.jp/

ご注文は最寄りの書店、または小社営業部まで

羊土社のオススメ書籍

画像診断に絶対強くなるワンポイントレッスン
病態を見抜き，サインに気づく読影のコツ

扇　和之／編
堀田昌利，土井下　怜／著

画像のどこをみるべきかがわかる入門書．カンファレンス形式で，今まで知らなかった画像の読み方が楽しくわかります．CT，MRIを中心に読影のツボを大公開！グッと差がつく解剖のポイントも必読です！

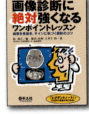

- 定価 3,960円（本体 3,600円＋税10%）
- 180頁　　■ ISBN 978-4-7581-1174-4
- A5判

画像所見から絞り込む！頭部画像診断
やさしくスッキリ教えます

山田　惠／編

"画像診断はできれば誰かに任せたい"と思っていませんか？本書で苦手意識を払拭！所見ごとの診断ステップを丁寧に解説，鑑別のフローチャートで救急・外来ですぐ調べられ，見落としなく適切な判断に繋げられる！

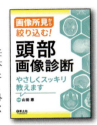

- 定価 5,060円（本体 4,600円＋税10%）
- 295頁　　■ ISBN 978-4-7581-1188-1
- B5判

MRIに絶対強くなる撮像法のキホンQ&A
撮像法の適応や見分け方など日頃の疑問に答えます！

山田哲久／監
扇　和之／編著

MRIにたくさんある撮像法，使い分けが知りたい！／この疾患にはCTとMRIどちらがよい？／造影は必要？／T1強調画像とT2強調画像はどう見分ける？など，本当に知りたかった，実践で即役立つテーマが満載！

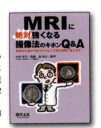

- 定価 4,180円（本体 3,800円＋税10%）
- 246頁　　■ ISBN 978-4-7581-1178-2
- A5判

MRIに強くなるための原理の基本
やさしく，深く教えます

物理オンチでも大丈夫．
撮像・読影の基本から最新技術まで

山下康行／著

MRIの原理を知って撮像・読影に強くなるための入門書．MRIのしくみ，読影の基本，撮像法の使い分けなどモヤモヤしていたことが腑に落ちる！難しい理屈は最小限にし，豊富なイラストでやさしく解説しています！

- 定価 3,850円（本体 3,500円＋税10%）
- 166頁　　■ ISBN 978-4-7581-1186-7
- A5判

発行　羊土社 YODOSHA
〒101-0052　東京都千代田区神田小川町2-5-1　TEL 03(5282)1211　FAX 03(5282)1212
E-mail：eigyo@yodosha.co.jp
URL：www.yodosha.co.jp

ご注文は最寄りの書店，または小社営業部まで